Pascale Karlin

Die unmittelbare Begegnung mit der Welt

Pascale Karlin

Die unmittelbare Begegnung mit der Welt

Autismus neu verstehen

INFO3 VERLAG

Für Tamara

Pascale Karlin
Die unmittelbare Begegnung mit der Welt

ISBN 978-3-95779-144-3

Erste Auflage 2021

Lektorat: Jens Heisterkamp und Silke Kirch,
beide Frankfurt am Main
Typographie und Satz: de·te·pe, Ulrich Schmid, Aalen
Umschlag: Frank Schubert, Frankfurt am Main
Druck: CPI books, Leck

Inhalt

Vorwort

Seit einer Reihe von Jahren wächst die Zahl der Bücher, in denen autistische Menschen über ihre besondere Form des Erlebens beziehungsweise über ihre Möglichkeiten der inneren Bewältigung und Verarbeitung von Wahrgenommenem berichten.

Als Arzt, der vorrangig Menschen mit unterschiedlichen Formen von Unterstützungsbedarf begleitet, begegne ich vielen, die als Autisten beschrieben werden. Vor diesem Hintergrund bin ich den Autorinnen und Autoren dieser Bücher ungemein dankbar – eröffnen sie mir doch immer wieder eine einmalige Innenwelt, zu der ich sonst keinen oder nur einen ungemein erschwerten Zugang hätte.

Und jede dieser Schilderungen differenziert das „Autismus-Spektrum", fügt eine weitere Farbe hinzu. Immer mehr bin ich beeindruckt, wie unterschiedlich Menschen die Welt wahrnehmen und wie sie diese Wahrnehmungen verarbeiten.

Zunächst zeigen mir diese Schilderungen, dass hinter den oft nicht gleich verständlichen Verhaltensweisen unterschiedliche Strategien stehen, sich vor überwältigenden Eindrücken zu schützen. Denn es ist schon so: Von außen kann ich keinen Menschen verstehen, umso weniger, wenn eine autistische Erlebnisverarbeitung ihren eigenen Gesetzen folgt. Folgerichtig heißt es ja in einem Wort der amerikanischen Ureinwohner:

„Wenn du den Anderen verstehen willst, musst du in seinen Mokassins gehen.“ Und immer deutlicher wird mir, wie wahr ein Briefzitat Rudolf Steiners aus dem Jahr 1915 ist: „Man kann kaum einem Menschen seelisch etwas sein, in dessen Innenlage man sich nicht versetzen kann.“

Hier nun füllt Pascale Karlin eine Lücke und zeigt sich als Brückenbauerin. Und das gleich in mehrfacher Hinsicht: Als Bewohnerin wie auch gleichzeitig als Beobachterin der „Anderswelt“ – der autistischen Welt – nimmt sie Bewohner der „Fremdwelt“ – der Welt der Menschen ohne Autismus – an die Hand und demonstriert und erläutert Formen autistischer Erlebnis- und Wahrnehmungsverarbeitung. Das Herausragende dieser Schilderungen ist dann, dass Karlin persönliche Bewältigungsmöglichkeiten und Strategien darlegt ebenso wie schmerzvoll Erlittenes.

Es werden aber zusätzlich zu den individuellen Erfahrungen, die sie aus einer reflexiven Distanz beschreibt, auch Darstellungen und Einschätzungen aus einer professionellen Distanz heraus entwickelt.

Pascale Karlin ist als Sozialpädagogin in einer Institution tätig und überdies als Fachberaterin für Autismus. Sie unterrichtet als Dozentin Studierende zum Thema Autismus und eine Vortragstätigkeit erweitert dieses enorme Spektrum.

All diese verschiedenen Blickwinkel ermöglichen auf höchst fruchtbare Weise Zugänge zu der herausfordernden Frage, was denn Autismus ist – und was einem autistisch erlebenden Menschen wirkliche Unterstützung sein kann.

Und führt so zu überraschenden wie überzeugenden Schlüssen – zum Beispiel, wenn es um eine beabsichtigte Förderung eines Menschen mit Autismus geht, um eine Integration dieses Menschen in eine nicht-autistische Welt. Und hier zunächst das berührende wie erschütternde Zurechtrücken: Es kann nicht darum gehen, einem Menschen mit einer autistischen Form der Wahrnehmungsverarbeitung, einer vermeintlich „falschen“ Wahrnehmung, die „richtige“, nicht-autistische Wahrnehmung zu erschließen. Es gibt hier nicht Richtig und Falsch – es gibt „anders“.

Diese Sichtweise kann Nicht-Autisten einen erweiterten Blick auf ihre Welt ermöglichen – eine Welt, die von einer Uneindeutigkeit geprägt sein kann: Sage ich wirklich das, was ich fühle? Täusche ich etwas vor, weil ich etwas erreichen möchte? Bin ich wirklich bei mir? Ist mein Denken, Fühlen und Wollen kongruent, wird es von einem „Goldgrund“ getragen? Und ich spüre, wie einseitig meine nicht-autistische Welt vielleicht ist – wie arm!

Und die Frage, wer lernt von wem, kann sich umkehren – ich als Begleiter kann erfahren, wie reich ein Erleben sein kann, das auf Eindeutigkeit aufgebaut ist. Denn diese Eindeutigkeit (und hier kann es zu einer schweren Belastung führen) – ja, ein Ausgeliefertsein an diese Eindeutigkeit – ist eine häufige Form der Wahrnehmungsverarbeitung von autistisch erlebenden Menschen. Und ich kann Eindeutigkeit durchaus als eine mich erweiternde Möglichkeit der Wahrnehmung verstehen – ein Verzicht auch auf Formen der Verdrängung.

Eindrücklich die Deutlichkeit der Aussage: Natürlich erleben Menschen mit Autismus Empathie – vielleicht sogar so intensiv, dass sie vor lauter Empathie nicht zu sich selbst zurückfinden!

Es ist keine wirkliche Hilfe, wenn ich über Konditionierung versuche, einen Menschen mit Autismus gesellschaftlich zu integrieren – wirkliche Förderung ist immer nur individuell möglich. Die Bedeutung von Achtsamkeit, Vertrauensbildung und Offenheit kann hier als wegweisend verstanden werden.

Pascale Karlin geht hier auf das Rätsel der Sprache ein – das Rätsel der Fähigkeit zur Teilhabe an der Sprache. Es werden kritische Gesichtspunkte zu Formen einer Unterstützten Kommunikation entwickelt – Piktogramme und Ähnliches stellen immer eine Reduktion dar und sie müssen immer wieder übersetzt werden: Der typisierte Tisch ist zum Beispiel nicht der konkrete Tisch – bei Menschen, die ja auf eine solche Eindeutigkeit angewiesen sind, eine vielleicht nicht zu bewältigende Herausforderung. Gerade hier gilt es, die oft hinter einer Sprachlosigkeit liegende Angst zu verstehen – und ihr durch Vertrauensbildung zu begegnen, und durch Sicherheit vermittelnde Beziehungsgestaltung.

Daneben gibt es aber – insbesondere wenn wir von autistischen Kindern sprechen – durchaus eine große Not. Gerade autistisch erlebende Kinder sind zutiefst darauf angewiesen, dass sich Begleiter „in deren Innenlage" versetzen können, dass sie zumindest darum bemüht sind. Das Kind ist dem hilflos ausgeliefert, ist abhängig von der Bereitschaft der Begleiter, sich über die eigene Erlebniswelt hinaus in die fremde und zunächst gänzlich unbekannte Wahrnehmungswelt einzufühlen, vor allem die immer bestehende Sinnesüberforderung – und demgemäß lauschend zu handeln.

„Wie lerne ich zu verstehen, was nicht zu verstehen ist", ist ein Kapitel überschrieben – sinngemäß lautet die Antwort: durch Warten, Lauschen und Suchen nach dem letztlichen Grund des Handelns des Anderen.

„Werden Sie Tänzer" ruft Rudolf Steiner im Heilpädagogischen Kurs 1924 den um eine neue Sichtweise der Heilpädagogik bemühten jungen Menschen zu. Wie existenziell wahr wird dieses Wort hier. Eigene, gesichert und verankert geglaubte Sichtweisen in Frage stellen, dennoch die Bedürftigkeit der anvertrauten Menschen ernst nehmen – und das immer wieder aufs Neue. Reflektieren, Handeln, das eigene Handeln wieder reflektieren, von der eigenen Sichtweise in eine Sichtweise „aus dem Anderen heraus" zu wechseln – ja, das ist „Tanzen".

Anderswelt und Fremdwelt – zunächst sind das zwei Welten. Doch Pascale Karlins Schilderung eröffnet letztlich den Blick in eine mögliche Welt, die für autistische wie nicht-autistische Menschen gleicherweise da ist: Das unverstellte Erleben der Natur bietet einen Raum dazu.

Eine zum Beispiel auf den Taoismus Laotses aufbauende innere Haltung („Seid ausweichend, scheint, als wäret ihr nicht, seid still, erscheint wie klares Wasser") eröffnet Entscheidendes. Dieses Lauschen, ein wirkliches Hinhören, kann zur Brücke werden. Und Brücken sind in einer zunehmend polarisierenden Welt so not-wendig.

In ihrem Buch *Das fragile Gleichgewicht zwischen Sein und Nichtsein*, 2020 erschienen, hat Pascale Karin in subjektiv-sensibler Weise die autistische Erlebnis- und Verarbeitungswelt eindrücklich beschrieben. Das hier vorliegende Buch kann wie eine weitere Vertiefung und Erweiterung dieser besonderen Form der menschlichen Begegnung – vom Du zum Du – gelesen werden. Bubers „Dialogisches Prinzip" und seine Übersetzung und Anwendung in einer autistisch geprägten Welt durchzieht dies Buch wie ein roter Faden. So scheint auch etwas von Bubers Worten hindurch, wenn er die so besonderen Momente einer Du-Begegnung beschreibt: „Die Augenblicke sind unsterblich und sind die vergänglichsten: Kein

Inhalt kann aus ihnen bewahrt werden, aber ihre Kraft geht in die Schöpfung und Erkenntnis des Menschen ein. Strahlen ihrer Kraft dringen in die geordnete Welt und schmelzen sie wieder auf."

Dr. Walter Dahlhaus

„anderswelt“

was tut die macht, die definitionen aufstellt? definitionen sind meinungen, urteile, festlegungen und glaubenssätze. dies fängt im sandkasten an und endet auf dem sterbebett.

als beobachter aus der anderswelt (autistische welt) habe ich menschen beobachtet, um ihre sprache, ihr denken, ja, ihr ganzes verhalten zu verstehen und zu erlernen. etwas vom unverständlichsten für mich ist die beobachtung des konfliktes. weltmenschen scheinen konflikte regelrecht zu suchen. warum das so ist, kann ich nur mutmaßen, denn verstehen kann ich es nicht wirklich.

für die anderswelt sind konflikte etwas vom unerträglichsten, dass ich in der fremdwelt (welt der menschen ohne autismus) entdeckt und erfahren habe.

ich habe es erlebt, dass ich im bus auf einem platz saß und aus dem fenster sah. da kam ein junge und packte mich und sagte unverständliche fremdweltworte in bedrohlichem ton. ich kannte den jungen nicht, habe ihn nie zuvor gesehen. meine angst war sehr groß, denn ich hatte keine ahnung, warum er mich von meinem sitz zerrte und beschimpfte. ich war stumm und weinte tonlos. ein anderer junge kam herbei und sagte zu diesem jungen: „warum tust du das? hör auf damit!“ der erste junge ließ von mir ab, obwohl er viel größer und stärker war als der zweite junge. und der zweite junge ist für immer in meinen gedanken und in meinem herzen geblieben. das ist nun jahre her und die ganze sache dauerte nur ein paar sekunden. in meiner kindheit habe ich viele solche angriffe erfahren von menschen, die ich nie zuvor gesehen habe, und mehr als einmal endeten solche begegnungen bei einem arzt, der dann etwas an meinem körper wieder zusammennähen musste. damals war ich nicht fähig, mir über solche dinge gedanken zu machen. heute weiß ich, dass bereits kinder ihre definitionen gemacht haben. oft nicht aus eigenen erfahrungen, sondern diese wurden ihnen durch eltern, umfeld und kultur mitgegeben. damals habe ich mich sehr ausgeliefert gefühlt, dennoch war wut ein gefühl, dass ich nicht kannte. nie empfand ich gegenüber einem kind, das mich angriff, wut, ich fühlte nur furcht.

kinder haben ein feines gespür für unterschiede. sie sind viel wacher als erwachsene menschen, und es waren immer zuerst die kinder, die mein anderssein noch vor den erwachsenen menschen bemerkt haben. kinder sind aber auch oft sehr erbarmungslos, sie haben noch keine moral, die ihnen einen angriff auf ein anderes kind untersagt. in einem solchen moment war ich nicht einfach stumm, sondern das sprachlossein durchdrang mein ganzes wesen und löste es in vollkommenes fremdweltgefühl auf.

erwachsene menschen, die konfliktbereit sind, sind nicht wesentlich anders als kinder mit konfliktbereitschaft. konflikte werden nach meinen beobachtungen durch das andere ausgelöst: eine andere meinung, ein anderer glaube, eine andere hautfarbe. es kann aber auch ein anderer wunsch nach der gartengestaltung sein, eine andere sexuelle orientierung oder eine andere, individuelle art, sich die haare zu frisieren oder kleidung zu tragen. warum dieses anderssein für viele menschen so bedrohlich ist, habe ich auch noch nicht wirklich verstanden.

warum können menschen nicht ihre definition ändern, bevor sie gewaltbereit werden? warum hält ein mensch nicht einen augenblick inne und steht für einen kurzen moment auf dem platz des vermeintlichen feindes und sieht sich seine perspektive an? warum ist die angst im menschenwesen so groß, durch eine andersweltsicht etwas verlieren zu können? warum kann der mensch nicht sehen, dass er mit dieser andersweltsicht nur gewinnen könnte?

andersweltwesen werden vielleicht nie fremdweltwesen. aber andersweltwesen lernen von geburt an fremdweltsicht zu respektieren, weil sie keine andere wahl haben. verloren habe ich mit der fremdweltsicht nie etwas, aber ich habe viel gewonnen. es ist kein bedürfnis, weder für fremdweltmenschen noch für andersweltwesen, zu leiden. aber das leiden an der fremdwelt, das scheitern am verstehen, das alleinestehen und am unbegreiflichen zerbrechen bringt etwas hervor. das licht wird in der finsternis geboren und mit dem licht meine ich liebe. nicht in erster linie die liebe zu einem bestimmten menschen oder zu vorlieben. mit liebe meine ich die ungebundene liebe, die bedingungslose liebe, das allumfassende „JA“.

Niva

Die Einfachheit autistischer Gefühle

In der Begleitung von Menschen mit Autismus erlebe ich oft, dass hier von einem Wissen ausgegangen wird, wie diese Menschen in der Fachliteratur beschrieben werden. Und auch in der Heilpädagogik wird auf Fachwissen zurückgegriffen, um den definierten Defiziten, die diese Menschen aufweisen, gezielt entgegenwirken zu können. Um Menschen mit Autismus zu verstehen und zu begleiten, reicht es in meinen Augen aber nicht, ihre Defizite zu kennen und diese anzugehen. Es braucht auch ein Verständnis und eine Kenntnis über die Art, wie diese Menschen ihr Leben gestalten, aus welcher Wahrnehmung heraus und mit welcher Art von Selbst-Verständnis sie den Menschen, der Welt und den Anforderungen, die ihnen ihr Leben stellt, begegnen. Denn erst hier begegnen wir nicht einem defizitären Menschen, sondern dem Menschen.

Das Phänomen Autismus kann gerade in unserer Zeit eine Botschaft oder Bedeutung haben, die erst einmal wahrgenommen und verstanden werden muss. Wir können uns fragen, ob nicht auch die Art, wie wir leben, wie wir uns selbst, den Menschen und der Natur begegnen, in einer anderen Betrachtungsweise und Wahrnehmung ebenfalls als ein defizitäres Leben definiert werden könnte?

In Bezug auf Menschen mit Beeinträchtigung werden die Worte *Verhalten* und *Förderung* häufig verwendet. In der heutigen Zeit wird aber gerade auch die Förderung sozusagen für alle Kinder vorgesehen, so als wären die Kinder von heute grundsätzlich dümmer als Kinder vor 70 Jahren, denn bei diesen reichte noch *Erziehung.* Wozu sollte die Förderung gesunder Kinder führen? Zur schnelleren Entwicklung?

Wenn Sie an einer Tulpe ziehen, wird diese nicht schneller blühen, sehr wahrscheinlich wird sie überhaupt nicht blühen, weil sie beim Ziehen kaputtgeht. Kinder entwickeln sich und lernen die Dinge des Lebens, es geschieht einfach.

Was das Verhalten angeht, muss dieses im Zusammenhang mit beeinträchtigten Menschen auch als ihre Art von „dialogischem Ausdruck" verstanden werden, eine Mitteilungsmöglichkeit aus einer „Anderswelt". Alle Menschen haben ein Verhalten. Warum Verhalten bei Menschen mit Beeinträchtigung nicht selten als Problem wahrgenommen wird, dazu soll in diesem Buch einiges an Fragen aufgeworfen und nach möglichen Antworten geforscht werden.

Im Zentrum der Pädagogik stehen oft Hilfsmittel, Förderpläne, Konzepte, Methoden und so weiter. In der Ausbildung zur Heilpädagogin oder zum Sozialpädagogen geht es vor allem um die Schulung und Kenntnis, wie wir dem „defizitären" Menschen helfen, sich zu entwickeln, um ihm ein erfülltes Leben in Teilhabe zu ermöglichen. Da Menschen mit Beeinträchtigung nie so sind, wie wir uns das wünschen oder vorstellen, werden sie nicht selten ein Leben lang erzogen und gefördert. Ganz im Ernst, ich musste schon einmal an einem Förderplangespräch für eine 60-jährige Frau teilnehmen!

Aber was sind wir als Mensch dem anderen Menschen? Oft übernehmen wir in der Begleitung eines anderen Menschen ein ganzes Arsenal an Rollen, in die wir je nach Situation hineinschlüpfen. So ändern wir unsere „Persönlichkeit" an einem einzigen Tag oft Dutzende Male. Wie soll auf diese Weise eine auf Beständigkeit und Vertrauen aufgebaute Beziehung entstehen können? Auf diese Weise schaffen wir eine Welt voller Widersprüchlichkeiten. Einmal sind wir Fürsprecher, dann wieder Moralapostel, dann wollen wir fördern oder gar bevormunden und versuchen Verhalten, das uns nicht angemessen erscheint, zu verhindern. Auf diese Weise sind wir eigentlich dauernd dabei, Grenzen zu überschreiten.

Menschen, die nicht sprechen können, dienen wunderbar als Projektionsflächen. Menschen die „Fehlverhalten" zeigen, dienen wunderbar als Rechtfertigung für das eigene Verhalten. Alle diese Dinge sind Formen von Gewalt.

Doch nun frage ich noch einmal: Was sind wir als Mensch dem anderen Menschen?

Als Kind und im jungen Erwachsenenalter verfügte ich über eine nur kleine Palette an Gefühlen. Diese waren: Liebe, Mitgefühl, ein Grundgefühl für Moral und Scham, (unbestimmte) Trauer, Angst, Furcht, Freude, Glückseligkeit, Schmerz, (unbestimmte) Wut. Keine Kenntnisse hatte ich von: Eifersucht, Missgunst, Neid, Aggression, Wut gegen etwas, Stolz, Hass, Rachsucht, Verachtung, Schuldgefühl, Reue, Misstrauen. Dies ist natürlich nur eine Auswahl an Gefühlen, es gibt sicher noch viel mehr davon. Dennoch existieren so gesehen Grundgefühle wie Angst und Trauer, die auch Tiere kennen, und komplexere Gefühle wie zum Beispiel Neid oder Schadenfreude, aber auch so genannte gemischte Gefühle, die dann sogar einander widersprechen können.

Temple Grandin ist eine hochbegabte Frau mit Autismus. Sie ist Professorin für Tierwissenschaften an der Colorado State University. Sie beschreibt in ihrem Buch *Ich sehe die Welt wie ein frohes Tier* (München 2005) die Wahrnehmung und

Denkweise von Tieren, wobei sie immer wieder Vergleiche und Parallelen zu Menschen mit Autismus zieht.

Interessant ist in diesem Zusammenhang die Beschreibung von Grandin, dass Tiere anscheinend über keine Abwehrmechanismen verfügen, wie sie Sigmund Freud bei Menschen beschreibt. „Projektionen, Verschiebung, Hemmung oder Sublimierung. (...) Abwehrmechanismen bekämpfen die Angst und haben alle irgendwie mit Hemmung beziehungsweise Verdrängung zu tun." Grandin sieht in der Verdrängung die Entstehung des Unterbewusstseins. Dazu sagt sie: „Meiner Meinung nach haben Tiere und Autisten deshalb keine Abwehrmechanismen, weil sie Dinge gar nicht oder nur sehr unzureichend verdrängen können. Ich persönlich verfüge über keine Freud'schen Abwehrmechanismen." In diesem Sinne sagt Grandin daher von sich, sie habe selbst kein Unterbewusstsein.

Menschen mit Autismus scheinen tatsächlich nicht über die Fähigkeit zu verfügen, ihre Ängste verdrängen oder kontrollieren zu können. Daher wirken sie vielleicht viel ängstlicher als andere Menschen, obwohl sie nicht unbedingt mehr Ängste haben als diese, sondern weniger Möglichkeiten, damit umzugehen.

Dazu kommt, dass Menschen mit Autismus dadurch auch mögliche Gefahren nicht verdrängen können. Wenn ich als Autistin Auto fahre, dann bin ich mir bewusst, dass ich mit Tempo 100 unterwegs bin, und ich weiß was geschieht, wenn ich mit dieser Geschwindigkeit in ein anderes Auto fahre oder von der Straße abkomme. Daher ist es mir nicht möglich, mich beim Autofahren zu entspannen. Ich kralle mich am Steuer fest wie ein Freeclimber an einer senkrechten Felswand. Früher als Kind war es nicht einfach, mich überhaupt in ein

Auto zu bekommen, ich wurde panisch und begann ohne Unterlass auf dem Rücksitz wie wild auf und ab zu hopsen, was auch ohne Weiteres von der Schweiz bis nach Südspanien dauern konnte.

Wer nicht verdrängen kann, kann auch nicht vergessen. Es ist bekannt, dass gerade auch negative und schmerzvolle Erfahrung bei Menschen mit Autismus (und Tieren!) nicht mehr vergessen werden.

Auf diese Weise ließe sich dann auch das Phänomen, der Inselbegabungen, der sogenannten „Savants" erklären. In der Zeitschrift *Geo Wissen* wird 2006 ein Beitrag über sogenannte Wissende veröffentlicht. Hier fragt man intensiv, wie es sein kann, dass ein Mensch die Dinge, die er einmal erfahren oder gelesen hat, nie wieder vergessen kann. Vermutlich könnte hier die Tierforschung weiterhelfen, denn auch Tiere vergessen die Dinge nie wieder, die sie einmal erlebt haben. Erstaunlich ist auch die Aussage, dass manche dieser Savants einen IQ unter 90 hätten. Hier zeigt sich dann die eigenartige Vorstellung von „Intelligenz". Bei wissenschaftlichen Tests würden manche Tiere wahrscheinlich mit einem IQ von 10 abschneiden. Würde aber ein Wissenschaftler in einer Umgebung, wie sie ein Pinguin kennt, überleben müssen, würde er wahrscheinlich nach wenigen Tagen sterben. Wer ist nun hier der Dumme? So gesehen verfügen alle Tiere über geniale Fähigkeiten, der Mensch kann diese nur nicht erkennen, weil er es nicht gewohnt ist, sich in andere Lebenswelten hineinzuversetzen (so wie das gegenüber Menschen mit Autismus tagtäglich gefordert wird).

Die Wissenschaft vermutet, dass in jedem Menschen ein Wissender schlummert und vermutlich hat sie damit recht. Aber wir können auch beobachten, dass überall dort, wo sich ein Wesen nicht aus der Ganzheit heraus „einzelt", solche Fähigkeiten vermehrt auftauchen, sei es in der Tierwelt oder in der Welt von sogenannten behinderten Menschen. Dies könnte helfen, die richtigen Fragen zu stellen. Zum Beispiel, ob die Art der Selbstwahrnehmung mit solchen außergewöhnlichen Fähigkeiten zusammenhängen könnte? Vermutlich ist aber die Wahrnehmung von Menschen mit Autismus nicht einheitlich und unterscheidet sich von Mensch zu Mensch erheblich.

Obwohl ich Gefühle oft nicht beim Namen nennen konnte, weil ich diese nicht kannte und nicht wusste, dass Gefühle Namen haben, war meine Wahrnehmung nicht nur intensiv auf das Visuelle (außen) gerichtet, sondern auch von einem sehr starken Empfinden (innen) geprägt. Oft sah ich die Dinge in unterschiedlichen Ebenen ihrer Erscheinung. Einmal die materiell sichtbare Seite, dann die Empfindung, die dadurch in mir entstand. Dazu hatte ich oft auch eine weitere Wahrnehmung, die sich aber nicht an der äußeren Erscheinung orientierte, sondern ein neues Bild zwischen der Erscheinung und der Empfindung erkennen ließ. Dies war für mich dann wie ein „Negativ" der Wirklichkeit, beziehungsweise die andere, unsichtbare Seite der Wirklichkeit, jenes, was nur der Geist oder die Seele wahrnehmen kann. So hatte meine Welt immer auch eine weitere Dimension. Wenn ich mit Menschen mit Beeinträchtigung arbeite, dann hat diese erweiterte Dimension eine große Wichtigkeit, denn hier liegt oft eine Antwort auf die Dinge, die wir erst einmal nicht in ihrer Sinnhaftigkeit erkennen und verstehen können.

Bereits als junge Frau begann ich „Wort-Archive" in meinem Gedächtnis anzulegen. Viele Worte waren für mich aber ohne Bedeutung, es waren viel mehr aneinandergereihte Laute und Klänge, mit denen sich andere Menschen unterhielten. Später, als mein Sprachzugang sich verbesserte, wurden aus den Einzelworten Sätze und diese Sätze begann ich untereinander zu kombinieren. Diese Spracharchive dienten aber nur zu einfachen Unterhaltungen, die ich sonst nicht hätte führen können. So erlernte ich die Fähigkeit, frei zu sprechen. Was aber in dieser Art zu sprechen vollkommen fehlte, waren ein mimischer Ausdruck und die Fähigkeit, innerlich mit dem Gesprochenen mitempfinden zu können. Dies geschah aber nicht, weil ich nicht zu tiefem Mitempfinden fähig war, sondern weil Sprache in mir keine solchen Empfindungen (keine Resonanz) auslösen konnte. Auch empfand ich Sprache als etwas Unnatürliches, da ich sie eigentlich nicht „brauchte". Ich erlebte meist das, was ein anderer Mensch denkt oder fühlt, nicht in Worten, aber in klaren Empfindungen, und ich ging davon aus, dass diese Fähigkeit allen Menschen eigen ist. Daher habe ich mich immer wieder gefragt, warum ein Mensch etwas ausspricht, wenn er es doch bereits empfindet. Was mich aber sehr verwirren konnte, war, wenn Menschen etwas empfanden und etwas ganz anderes sagten. Hier zeigt sich, dass Menschen mit Autismus nicht nur *nicht* über Abwehrmechanismen im Sinne Freuds verfügen, sondern diese auch nicht verstehen können, wenn andere Menschen sie haben. Hat jemand eine Absicht, die nicht ehrlich ist, oder Hintergedanken, dann kann ich dies nicht einordnen. Das fühlt sich dann so an, als wenn Sie das Radio nicht richtig einstellen und zwei Sender durcheinandergeraten und ein unangenehmes Rauschen entsteht.

Meine Sprache beziehungsweise das Verständnis für eine Situation ist also an Empfindungen gebunden, die in der Regel nicht in eine Wortbildung oder eine Begriffsbildung führen.

Daher sind Worte für mich bis heute abstrakt, da sie etwas in einen Buchstaben-Rahmen hineinpacken, der nie das Ganze ist. Wenn ich etwas wahrnehme oder empfinde, muss ich es erst innerlich in Worte übersetzen und dadurch reduzieren, bevor ich es aussprechen kann. Worte zerstückeln die Wirklichkeit in Fragmente oder Teilaspekte. Ich vermute, daher gibt es immer mehr Worte, weil alles, was zwischen den Worten liegt (eine reiche Welt!), nicht gesagt werden kann und weil Menschen nicht (mehr) fähig sind, das Unausgesprochene (bewusst) zu empfinden und wahrzunehmen.

Interessant ist, dass sich Menschen mit Autismus die Welt oft auf eine solche oder ähnliche Weise fühlend erschließen. Und das wirklich Interessante dabei ist, dass nur die Klarheit und Eindeutigkeit unmissverständlich wahrgenommen werden kann. Überall dort, wo sich das Umfeld in einer Verwirrung, in Zweideutigkeit, Unklarheit, Unechtheit oder Chaos befindet, funktioniert die orientierende Wahrnehmung für diese Menschen nicht mehr und es entsteht ein unangenehmes „Rauschen". Menschen mit Autismus scheinen auf die Einfachheit und Klarheit von Gefühlen angewiesen zu sein. Manche Menschen mit Autismus reagieren auf Unklarheit unmittelbar mit Angst, Panik oder Wut. Jeder andere Mensch kann mit solchen Gefühlen von Verwirrung oder auch mit gespielten, unechten Gefühlen umgehen. Menschen mit Autismus können das nicht. Menschen mit Autismus können nicht *so tun, als ob* und verstehen auch nicht, wenn andere Menschen dies tun. Menschen mit Autismus können nicht *über etwas stehen,* nein, sie stehen mittendrin, untrennbar mit ihrer Welt verbunden. Hier ist auch ein weiteres Phänomen sehr interessant. Wenn andere Menschen über Verdrängungsmechanismen verfügen (die ihre Art von Angstabwehr ist), neigen

Menschen mit Autismus oft dazu, diese verdrängten Gefühle ihrer Umwelt unmittelbar wahrzunehmen und zum Teil auch zu übernehmen. Dazu habe ich ein Erlebnis aus meinem eigenen Leben: Mitte 20 war ich in einer Gruppentherapie (mit Menschen ohne Autismus), und alle anwesenden Menschen saßen in einem Kreis und meditierten. Es war absolut still, als plötzlich ein entsetzlicher Schrei aus mir herauskam. Die Teilnehmenden erschreckten sich fürchterlich (auch ich), aber ein Mann, der mir gegenübersaß, wirkte nicht wirklich erschrocken, sondern eher erstaunt und er sagte: „Das war mein Schrei, ich hatte einen unglaublichen Drang zu schreien, aber ich traute mich nicht, es zu tun."

Oft werde ich in Institutionen gerufen, weil Menschen mit Autismus ein Verhalten zeigen, mit dem ihre Umwelt nicht umzugehen weiß. Viele dieser Menschen schlagen andere Menschen, zerstören Gegenstände oder werfen Möbel zum Fenster hinaus. Ich gehe davon aus, dass diese Verhaltensweisen manchmal ein Resultat unreflektierter Gefühle und Konflikte in ihrer Umgebung sind, die auf diese Weise zum Ausdruck kommen. Alles was in ihrer Umgebung unreflektiert, verdrängt, oder geleugnet wird, findet daher einen unmittelbaren Ausdruck, weil Menschen mit Autismus einerseits diese Dinge nicht verdrängen können und andererseits so innig mit ihren Gefühlen und den Gefühlen ihrer Umwelt verbunden sind, dass sie sich nicht aus diesen herauslösen und distanzieren können. Es fühlt sich dann so an, dass einem selbst etwas geschieht. Mir geschah dieser Schrei, weil dieser Mann den Schrei nicht bei sich behalten konnte, weil er ihn zu verdrängen suchte. Je nachdem um welche Gefühle es sich handelt, ist es eine Tugend, diese Gefühle auszuleben, beispielsweise Mitgefühl. Gefühle zu verdrängen ist dann eine Tugend, wenn es zum Beispiel um Aggression geht. Menschen teilen Gefühle in positiv und negativ ein. Für Menschen mit Autismus gibt es nur Gefühle und keine entsprechende Werteskala dazu.

Als ich älter wurde, entwickelte ich eine dritte Möglichkeit, um nicht alle Gefühle meiner Umgebung ausleben zu müssen. Ich habe die Gefühle weder verdrängt noch ausgelebt, ich habe sie mir einfach bewusstgemacht und dazu brauchte ich ihnen nicht einmal Namen zu geben. So wurden sie wie Freunde oder Wegbegleiter. In der Regel verunsichern uns Gefühle, die wir nicht einordnen können. Daher ist es notwendig, sich zuerst der eigenen Angst zu stellen, bevor unbestimmte Gefühle zu Freunden werden können. Zuerst muss die Angst unser bester Freund werden. Das Problem an dieser Freundschaft ist, dass sich die Angst in dem Moment, wo sie mein bester Freund wird, sozusagen in Luft auflöst.

Menschen, die die Gefühle anderer Menschen ausleben und dadurch ein sehr herausforderndes Verhalten zeigen, werden dann manchmal mit Medikamenten behandelt oder sie werden in ihr Zimmer eingeschlossen, weil niemand eine andere Lösung für den Umgang mit ihrer Zerstörungswut sieht. Hier endet dann die gemeinsame Entwicklung, sowohl für den Menschen mit Autismus wie auch für die Menschen in seiner Umgebung. Temple Grandin beschreibt, dass autistische Menschen oft als „wild und unzähmbar“ wahrgenommen werden. Es darf aber die Frage gestellt werden, wessen Gefühle oder wessen verdrängte Unterwelt sich hier sichtbar entfesselt zeigt.

Konflikte, die ganze Nationen und Länder ergreifen und in den Kriegswahn steigern, sind nichts anderes als unreflektierte und verdrängte Gefühle einzelner Menschen. Das muss man sich erst einmal bewusstmachen!

von solchen und anderen

sogenannt normale weltmenschen nehmen sich die definitionsmacht heraus. sie sind die sogenannte berechtigte normalität. Menschen, die so sehr von dieser normalität abweichen, dass es auffällt, sind die sogenannten „nichtnormalen“ oder „behinderten“, was von den „normalmenschen“ in der regel als mangel empfunden wird. nichtnormale menschen, die das verstehen, weil nicht alle nichtnormalen einen mangel in der klarheit ihrer wahrnehmung und ihres verstandes haben, nehmen diese tatsache unterschiedlich auf. manche sind verletzt, als nichtnormal oder behindert zu gelten, andere lachen sich ins fäustchen und nehmen die hilfestellungen für dinge, die sie auch alleine bewältigen könnten, gerne in anspruch und wieder andere versuchen sich freizukämpfen und ihren eigenen unabhängigen weg zu gehen. alles reaktionen, die jeder normale mensch nachvollziehen kann, weil auch er oder sie schon in die situation gekommen ist, wo er oder sie sich in solchen verhaltensweisen wiedergefunden hat. es gibt aber viele behinderte menschen die natürlich auf wohlwollende unterstützung angewiesen sind. genau wie normale menschen, auch sie sind oft in ihrem leben auf wohlwollende unterstützung angewiesen, vielleicht einfach anders gewichtet und in anderen bereichen ihres lebens. was ist nun also, menschlich gesehen, der unterschied von normalen und von sogenannt behinderten, wenn beide die gleichen bedürfnisse haben und beide in gleicher weise reagieren?

oberflächlich betrachtet gibt es vielleicht viele unterschiede, aber je tiefer wir den menschen betrachten, umso mehr verschwinden alle diese dinge der unterschiedenheit und wir alle sind einfach menschen mit denselben wünschen, bedürfnissen und verhaltensweisen.

probleme beginnen oft bei einer negativ besetzten definition und viele probleme könnten mit einer neudefinition aus der sicht der problematik heraustreten. zugespitzt formuliert könnte dies so aussehen: indem wir die menschen, die wir als behindert bezeichnen, in eine ihrer art angepassten und erweiterten definition, was der normalität entspricht, einbeziehen würden, gäbe es von einem moment zum andern keine behinderten menschen mehr, sondern einfach solche und andere in einer wertfreien betrachtung der verschiedenheit. so einfach wäre die eine seite der problemlösung, indem wir sie einfach entproblematisieren. natürlich bin ich nicht so kurzsichtig, um die stolpersteine dieser art problemlösung nicht erkennen zu können. ich möchte vielmehr aufzeigen, wie viel macht definition besitzt und wie ohnmächtig die negativ definierte seite sich dadurch fühlen kann.

unendlich viele konflikte entstehen alleine durch definition.

Niva

Gegenseitiges Verstehen bedeutet das Verschwinden von „anders“

Teilhabe ist ein schöner Gedanke, ein Gedanke, den wir alle bejahen. Was wir uns oft nicht unbedingt gleichzeitig bewusstmachen, ist unsere eigene Lebenswelt, weil sie uns so selbstverständlich, so normal erscheint. Wir lassen Menschen gerne an unserer Lebenswelt teilhaben. Aber was ist, wenn Menschen teilhaben wollen, die in einer ganz anderen Lebenswelt leben, die unsere Regeln nicht kennen, nicht verstehen, oder gar ablehnen oder verletzen? Sind wir dann immer noch zur Teilhabe bereit? Und was bedeutet eigentlich Teilhabe? Geht es darum, dass andere Menschen an unserer Lebenswelt teilhaben dürfen, oder sind wir auch bereit an einer uns fremden Lebenswelt teilzuhaben? Wollen wir überhaupt teil an einer solchen, uns fremden Lebenswelt haben?

Die Realität autistischer Kinder sieht tatsächlich so aus, dass sich diese Kinder Fähigkeiten aneignen (sollen/müssen), um teilhaben zu können. Es reicht nicht, wenn sie einen Weg gefunden haben, sich mitzuteilen, sie müssen sich in bestimmter Weise mitteilen. Manchmal frage ich mich aber, um wen es tatsächlich geht. Brauchen diese Kinder die Piktogramme und Sprachausgabe-Computer, damit sie sich mitteilen können, oder brauchen die Bezugspersonen diese Hilfsmittel, weil sie eine andere Art von Ausdruck nicht verstehen können? Wenn ich die Möglichkeit anderer Lösungen anspreche, dann bekomme ich in der Regel immer dieselben Antworten: Für jedes Kind gilt die Schulpflicht. Jedes Kind muss lernen, sich verständlich auszudrücken. Wir haben Lösungen, die diesen Kindern ihr Leben erleichtern.

Es wird eine Art Konformität gefordert und dazu gehören auch Strategien und Konzepte, die für möglichst viele diese Kinder funktionieren sollen. Manchmal erscheint es beinahe so, als wäre Autismus wie ein unsichtbarer Feind, den man bekämpfen muss. Eltern sprechen offen über ihre Angst, wenn sie ein Kind mit Autismus haben und nicht wissen, was jetzt mit diesem Kind alles auf sie zukommt.

Als selbst betroffene Autistin kann ich versichern, dass es kein Konzept gibt, welches über einer tragfähigen Beziehung stünde, und dass Angst Beziehungen nicht fördert, sondern erschwert oder gar verhindert. Zudem ist es *dieses* Kind, welches Autismus hat, und wenn es so ist, hat *dieses* Kind auch die Voraussetzungen und mögliche Lösungen, um mit seinem Autismus leben zu können. Beim Autismus ist immer der Weg das Ziel. Es gibt zu diesem Thema einen sehr schönen Film, wo eine Familie mit einem autistischen Kind die Mongolei bereist, um einen Schamanen zu finden, der ihren Sohn heilen kann. Wer den Film aufmerksam schaut, kann erkennen, dass am Ende die Eltern geheilt werden, nämlich von ihren Vorstellungen und von ihren Ängsten. Die Eltern haben gelernt, ihr Kind so zu akzeptieren, wie es ist, und dieses tiefe JA war die Heilung für die ganze Familie. Der Film heißt *Der Pferdejunge*, nach dem Roman von Rupert Isaacson.

Wir können also erkennen, dass in dem Wunsch, Menschen mit Autismus am gemeinschaftlichen Leben teilhaben zu lassen, oft die Vorstellung lebt, ihr Verhalten einem solchen anpassen zu müssen, da ihre Äußerungen und die Art ihres Ausdrucks nicht immer als sozialverträglich angesehen werden. Dies sehe ich unter anderem als eine häufige Ursache für die Entstehung von unerwünschten Verhaltensweisen. Hier treffen zwei Welten aufeinander, die einander nicht verstehen, sich nicht wechselseitig ergänzen, sondern in ihrem Sosein beharren und daher in einen Konflikt geraten. Damit ist nicht gemeint, dass wir die Dinge einfach belassen, wie sie sind, denn es gibt tatsächlich Voraussetzungen, um friedlich miteinander leben zu können. Dies betrifft aber nicht nur die Welt von Menschen mit und ohne Behinderung, denn genau diese Problematik zeigt sich überall auf der Welt in unzähligen Konflikten und Kriegen und nicht zuletzt in der Art und Weise, wie wir Menschen mit unserer Umwelt, der Natur und ihren Ressourcen umgehen. Das Problem ist also ein Menschliches und kein Problem nur von sogenannten behinderten Menschen.

Auch wenn sich die unterschiedlichen Lebenswelten einander teils angenähert haben, bleibt noch viel Arbeit, die Annäherung auch in der eigenen Wahrnehmung von „anders" zu vollziehen. Bei Menschen, die sich angepasst, angenehm oder unauffällig verhalten, ist dies relativ einfach. Wie sieht es aber bei Menschen aus, die ein sogenanntes herausforderndes Verhalten zeigen? Können diese Menschen überhaupt in ihrem Sosein akzeptiert werden? Und haben diese Menschen mit ihrem Verhalten eine „Berechtigung" teilzuhaben, wenn sich andere Menschen durch ihre Anwesenheit gestört oder sogar bedroht fühlen? Diese Fragen müssen auf dem Hintergrund des Inklusionsgedankens mit „Ja" beantwortet werden, aber wie dies in der Praxis aussieht, scheint etwas ganz anderes zu sein.

Die Problematik von herausforderndem Verhalten wird auf unterschiedliche Weise angegangen. Oft werden diese Menschen mit Medikamenten behandelt, die dazu beitragen sollen, die Gewaltbereitschaft oder die schnelle Erregbarkeit zu dämpfen und die Frustrationstoleranz anzuheben. Viele Menschen werden auch regelrecht sediert, also betäubt, damit sie überhaupt „tragbar“ sind. Auf diese Weise ist das Problem zwar für die Umwelt „gelöst“, aber der betroffene Mensch kann auf diese Weise nicht wirklich teilhaben, da er nicht oder nur bedingt dazu in der Lage ist. Ich habe erlebt, dass ein solcher Mensch dann nicht mehr fähig war einer Tätigkeit nachzugehen, weil er auf seinem Stuhl sitzend den Tag mehr oder weniger verdöst hat.

Ein solcher Zustand der Medikation kann nicht als Teilhabe bezeichnet werden, auch wenn diese Menschen unter dem Einfluss starker Medikamente dann ihr Zimmer verlassen dürfen. Wenn sie für niemanden mehr eine Belastung oder Gefahr bedeuten, wird ihnen auf diese Weise dennoch die Möglichkeit genommen, tatsächlich dabei zu sein, denn körperliche Anwesenheit bedeutet noch keine Teilhabe.

Oft ist das sogenannte herausfordernde Verhalten eine Sammlung an mehr oder weniger gelungenen und misslungenen Selbsthilfeversuchen, sich diese Teilhabe an der Mitwelt ohne die Voraussetzungen, die ein Mensch ohne Behinderung nicht hat, selbst zu ermöglichen. Und es entstehen dabei unzählige Enttäuschungen und Verletzungen, die nicht selten traumatisch erlebt werden. Wenn wir diese Tatsache ganz in uns hineinlassen, dann erkennen wir, wie viel Mühe sich ein solcher Mensch geben muss und wie viel Kraft er investiert, um an dieser Welt teilhaben zu können. Aus dieser Perspektive wird uns das tief Menschliche in einem zunächst einmal unverständlichen Verhalten dann ganz plötzlich bewusst.

Daher kann Teilhabe nur zustande kommen, wenn wir uns auf die Lebenswelt eines anderen Menschen einlassen, also durch ein Verständnis von und für „anders“. Dabei gilt keine der Lebenswelten als richtig oder falsch, sondern es geht darum, Brücken zu bauen.

Autismus und Entwicklung

Meine Eltern waren die Generation „Blumenkinder“ und haben sich nie um mein Anderssein gekümmert. Ganz im Gegenteil, Auflehnung gegen die Konventionen der bürgerlichen Gesellschaft galt als positiv! Meine Mutter war wohl eher noch stolz, ein so ausgefallenes Kind zu haben. Oft wurde sie darauf angesprochen, warum ich nicht redete oder warum ich nicht erschien, wenn Besuch da war. Auf solche Fragen gab sie dann jeweils die Antwort, ich sei halt eher nachdenklich und würde nur ganz wichtige Dinge zu ganz wenigen Menschen sagen. Oder ich sei etwas scheu und möge keinen Besuch. Für mich ist die Haltung meiner Eltern ihre Art, wie sie mit dieser Überforderung umgegangen sind. Da ich als Kind aber eher unsichtbar als auffällig, laut oder fordernd war, kann es auch eine Fehleinschätzung der Situation gewesen sein oder einfach eine Bequemlichkeit, sich nicht aus der eigenen Welt herauszubewegen und zu fragen, wie es diesem Kind geht oder wie dieses Kind später einmal zurechtkommen soll in einer Welt, die dann weniger nachsichtig mit seinen Defiziten sein wird. Die andere Seite ist die, dass ich vielleicht gerade aus diesem Grund selbst so viel lernen musste, weil die professionell fachliche Unterstützung gefehlt hat.

In Wirklichkeit war mein Leben aber tatsächlich nicht so einfach, wie meine Mutter dachte, und ich hatte doch erhebliche Schwierigkeiten, mich zurechtzufinden. Es gab so viele

Hindernisse in meinem Leben, die von außen betrachtet überhaupt nicht sichtbar waren. Es war schwierig, Kleidung auf der Haut zu ertragen, es war schwierig, Nahrung im Magen zu ertragen, es war schwierig, kleine Dinge – wie durch eine Türe zu gehen – zu bewältigen, es war unerträglich, in einem Auto fahren zu müssen, es war schwer bis unmöglich zu kommunizieren, es war unerträglich, Geräusche von Haartrockner oder Staubsauger zu ertragen und so weiter. Täglich litt ich an heftigen Panikattacken und war doch absolut unfähig, Geborgenheit und Schutz zu empfangen oder Dinge auszusprechen. Mein Lebensgefühl war so unglaublich fragil und jede kleinste Erschütterung versetzte mich in eine absolut existenzielle Katastrophe. Da meinen Eltern meine Situation nicht bewusst war, wurde aber nie irgendetwas unternommen, um mir mein Leben zu erleichtern.

Vom Anfang meines Lebens an, musste ich mich darum bemühen, nicht unterzugehen. Da ich die Schulzeit in einer Schule verbrachte, die dieselbe Einstellung hatte wie meine Eltern, gab es auch von dieser Seite keine spezielle Behandlung für ein autistisches Kind. Es war vollkommen egal, dass ich zehn Jahre lang in einer Schulbank saß und dabei nichts weiter lernte als stillzusitzen und auszuhalten. In Wirklichkeit lernte ich natürlich sehr viel. Nicht Lesen, Schreiben und Rechnen, wie das in der Schule vorgesehen ist, sondern ich lernte „Überleben ohne Voraussetzungen“. Dies bedeutet, sich unsichtbar machen zu können und aus der sichtbaren Welt zu verschwinden.

Manchmal habe ich den Eindruck, Entwicklung geschieht bei Menschen mit Autismus nur in der Not. Ich kann mich aber auch täuschen. Was ich jedoch wirklich denke, ist, dass manche Methoden, die der Förderung autistischer Kinder dienen sollen, in Wirklichkeit nicht Entwicklung begünstigen, sondern eher Erziehung oder sogar Konditionierung bedeuten. Hier darf natürlich gefragt werden, ob Erziehung dazu dient, dass sich ein Kind nach seinem inneren Wesen entwickeln kann, oder ob es eher darum geht, ihm beizubringen, wie es am besten durch das Leben kommt.

Auch ich habe natürlich gelernt, wie ich am besten durch das Leben komme, dies aber nicht aufgrund von Anleitungen von außen, sondern ganz aus mir selbst heraus. Auf diese Weise hatte ich die Gelegenheit, meine wahren Stärken zu nutzen, anstatt mich auf gutgemeinte Anweisungen und Ratschläge von Menschen zu verlassen, die meine Innenwelt und somit auch meine wirklichen Möglichkeiten nicht kannten.

Dieser Weg hat unzählig oft bedeutet, zu scheitern, er hat bedeutet, dass ich Jahrzehnte im Kreis ging, ohne einen sichtbaren Fortschritt zu machen, er hat bedeutet, dass ich viele traumatische Erfahrungen machen musste, und er hat die Möglichkeit bedeutet, dass ich an meinem Leben hätte zerbrechen und untergehen können. Es ist ganz klar, dass die meisten autistischen Menschen mit diesen Voraussetzungen, wie ich sie hatte, an ihrem Leben wahrscheinlich zerbrechen würden. Daher ist es kein pädagogischer Ratschlag, ein Kind auf Gedeih und Verderb mit diesen speziellen Schwierigkeiten sich selbst zu überlassen. Aber genauso gut könnte ich auch annehmen, dass ich einfach ganz viel Gelegenheit bekam, erfolgreich zu scheitern, was ja durchaus eine Anregung zur Weiterentwicklung sein kann. Aufgrund all dieser Erfahrungen gehe ich davon aus, dass wirkliche Entwicklung für Menschen mit Autismus nur dann geschehen kann, wenn wir das Wesen des einzelnen Menschen in diese Entwicklung nicht nur mit einbeziehen, sondern als Grundlage von Entwicklung verstehen.

Verhalten schafft Halt – Verständnis von Verhalten ist Voraussetzung zur Veränderung

Verhalten hat das Wort *Halt* in seinem Zentrum. Daher ist davon auszugehen, dass Verhalten etwas ist, das uns vertraut ist, das wir gewohnt sind und das uns Halt und Sicherheit gibt, weil wir es kennen, anwenden und wiederholen können.

Immer wieder wird von herausforderndem Verhalten von Menschen mit Autismus gesprochen; „autistisches“ Verhalten verunsichert Menschen. Die Hauptursache besteht vermutlich darin, dass das Verhalten von Menschen mit Autismus nicht den gängigen gesellschaftlichen Vorstellungen des Angemessenen und Passenden entspricht. Sein Sinn kann nicht verstanden werden, es ist nicht nachvollziehbar. Dann finden wir in diesem unverständlichen Verhalten keinen Halt, um in einen Austausch (Dialog) zu kommen und fühlen uns auf diese Weise aus der Lebenswelt eines solchen Menschen „hinausgedrängt“ (ausgeschlossen).

Verhalten entsteht wahrscheinlich bereits im Mutterleib. Natürlich nicht die ganze, ausgeprägte Palette der Verhaltensweisen eines Menschen, aber Tendenzen. Eine Mutter, die drei Kinder hat, bestätigt in der Regel, dass sich jeder Säugling bereits im Mutterleib anders verhalten hat. Das Verhalten des Säuglings wirkt auf das Verhalten seiner Umgebung und somit auf jenes, was von der Umgebung auf ihn zurück gespiegelt wird. Es ist eine Wechselwirkung, die wir mit Martin Buber „das dialogische Prinzip“ nennen können. Dieser Wirkung kann sich kein Mensch entziehen, und in dem Moment, in dem ein Kind geboren wird, beginnt dieser Prozess an ihm zu wirken, der sein ganzes Leben lang anhalten und diesen Menschen weiter (schicksalhaft) prägen wird. Verhalten entsteht also immer in Wechselbeziehung und dies gilt auch für sogenanntes autistisches oder herausforderndes Verhalten.

Ein autistischer Mensch hat schon als Säugling ein Verhalten, das diese dialogische Wechselwirkung zum Teil unterbricht oder ganz zu vermeiden sucht (sich entzieht). Wie entsteht jetzt bei einem solchen Kind Verhalten? Woran *sucht* dieses Kind die Wechselwirkung? Und aus welchen Ereignissen entwickelt und prägt es sich? Wenn wir diese Fragen beantworten wollen, dann müssen wir zuerst verstehen, was Autismus ist. Damit meine ich nicht autistische Verhaltensweisen, denn diese sind Verhalten (eine dialogische Antwort, manchmal auch Symptome genannt), nicht aber Ursache. Was erlebt der Säugling mit Autismus, dass er sein Verhalten in einer ganz bestimmten Art entwickelt? Die Frage lautet also: Können wir dieses Verhalten des autistischen Kindes so zur „autistischen Grunderfahrung" zurückführen, dass wir erkennen und verstehen, warum ein Kind mit Autismus sein typisches Verhalten entwickelt?

Der Arzt und Heilpädagoge Hans Müller-Wiedemann (1924–1997) behandelt in seinem Beitrag *Die verstellte Welt* (2010) genau diese Frage aus anthroposophischer Sichtweise. Autismus wird hier als Folge einer Unfähigkeit der Nachahmung des Kindes beschrieben. Warum diese Kinder nicht nachahmen können, wird in vorgeburtlichen Ereignissen vermutet und begründet. Müller-Wiedemann spricht hier von der *verstellten Welt* als einer schweren Störung des Kindes mit Autismus in der Beziehung zur Welt. Es ist bekannt, dass ein

Kind mit frühkindlichem Autismus manchmal bereits nach der Geburt dadurch auffällt, dass es auf die mütterliche Zuwendung nicht oder sogar abweisend/abwehrend reagiert.

Somit bleibt das Kind seelisch alleine und findet nicht in die Welt der Wechselbeziehung des zwischenmenschlichen Dialogs hinein. Es bleibt aber nicht nur die Gegenseitigkeit in der Mutter-Kind-Beziehung aus, sondern auch jene im Erleben und Erfahren des eigenen Körpers mit der dinglichen Umwelt. So gesehen kann man sagen, das Kind erlebt keine kontinuierlichen Seins-Erfahrungen in dieser Welt und bleibt somit in einem fragilen Gleichgewicht zwischen Sein und Nichtsein. Hier sagt Müller-Wiedemann, diese Kinder seien auf eine „noch nicht organisierte Selbsterkennung gewordene Leiblichkeit zurückgeworfen". Es stellt sich die Frage, wie ein solches Kind jetzt überhaupt wahrnimmt, und wie es ohne jede Wechselseitigkeit bestehen kann? Wir wissen, dass Kinder mit Autismus wahre Spezialisten der Wahrnehmung sind.

Auf den Punkt gebracht gibt es für diese Kinder keinen Halt in einem Gegenüber, keine Resonanz auf eine eigene Wahrnehmung und auch keine Identifikation oder so etwas wie ein *Hiersein* in der eigenen Leiberfahrung. Und jetzt muss eigentlich gefragt werden, was denn einem solchen Kind noch bleibt, um nicht gleich wieder zu „verschwinden", weil ein solcher Zustand ja eigentlich nicht zu ertragen ist? Und eine weitere Frage könnte sein: Ist ein solches Kind überhaupt *„weltlich geworden"*?

Hier geht Müller-Wiedemann auf die Art ein, wie diese Kinder später auf Dinge reagieren, und er erklärt, dass sich diese Kinder durch die dingliche Welt (tote Materie) die Hülle und den Halt in einer symbiotischen Weise geben, sich also mit den Dingen leiblich verbunden fühlen. Diese Erklärung hat aber einen unüberwindbaren Stolperstein, wenn wir diese Betrachtung konsequent zu Ende führen. Denn zu Beginn, also gleich nach der Geburt und einige Wochen danach, kann sich das Kind nicht an den Dingen stabilisieren, weil es diese noch nicht wahrnehmen und erkennen kann. Ist eine solche „Durststrecke" von einigen Wochen oder Monaten im *Nichts*, respektive in einem resonanzlosen Dasein für den Säugling überhaupt zu überstehen? Wohl eher nicht, und daher ist es notwendig weiterzugehen und den Blick für weitere Erklärungen zu öffnen. Müller-Wiedemann spricht in dieser Phase im Leben eines solchen Kindes die symbiotische Bindung zu seiner Mutter an. Oft fällt den Müttern aber auf, dass sie von ihrem Kind nicht „angenommen" werden und das Kind nicht auf ihre Bemühungen reagiert, Kontakt mit ihm aufzunehmen.

Vieles, was im Zusammenhang mit Autismus beschrieben wird, stellt meistens das Defizit, die Störung und das Unvermögen in den Vordergrund. Eine Störung muss, wann immer möglich, behoben werden. Beim Autismus ist diese Störung aber so gelagert, dass sich dieses Kind nicht am Leben erhalten könnte, wenn nur die Störung betrachtet wird. Wäre es tatsächlich so, dass ein solches Kind gefühlt vollkommen alleine auf dieser Welt ist, dann wäre das Kind wenige Stunden nach seiner Geburt zutiefst traumatisiert. Also müssen wir uns hier die Frage stellen, ob dieses Kind womöglich Verbindungen hat, die wir von außen nicht wahrnehmen können. So betrachtet müssen diese Kinder nebst der Störung oder dem Defizit eine ungewöhnliche Gabe haben, sich am Leben zu erhalten, um nicht nach wenigen Stunden seelisch vollkommen zerstört zu sein.

Da kein Wesen ein Leben ohne diese Wechselbeziehung ertragen kann, geschieht hier sehr früh etwas, das wir *„das*

Erschaffen einer Parallelwelt" nennen können. Bei psychisch kranken Menschen ist eine Parallelwelt immer eine Erscheinung, die sich über, unter oder neben die „normale" Welt lagert. Beim Autismus geschieht hier keine Überlagerung, vielmehr ist diese Welt Teil der normalen Welt, einfach so gestaltet, als wäre sie ein persönliches Zimmer, in dem ich mich als Mensch aufhalten kann, um von diesem Raum aus geschützt der Welt begegnen zu können. (Wie der Panikraum in einem Haus, oder der Luftschutzkeller, der mich bei einem Bombenangriff schützen würde.) Dieser Raum hilft diesem Kind seine eigenen, unglaublich offenen Sinne zu schützen und nicht andauernd in Panik zu sein, weil es die Flut an Wahrnehmung nicht mehr verarbeiten und verkraften kann. Säuglinge ohne Autismus verfügen auch über diese Sinnesoffenheit, aber vieles „federt" sich durch die mütterliche Bindung ab und wird somit für den Säugling sozusagen von der mütterlichen Hülle „vorverdaut".

Im Gegensatz zu einem psychisch kranken Menschen lehnt das Kind mit Autismus nicht etwas ab (verdrängen), sondern es versucht eigentlich die Welt in seine Räume einzubeziehen, was natürlich nicht wirklich gelingen kann, da nur das Kind diesen Raum kennt, es weiß davon aber erst einmal nichts.

Einfach gesagt hat das Kind mit Autismus kein „Defizit". Es kommt mit allen Sinneswahrnehmungs-Fähigkeiten auf die Welt. Was diesem Kind fehlt, ist die Fähigkeit, sich dieser Welt zu „überlassen", um tatsächlich ankommen zu können. Um sich dennoch ein „Ankommen" zu ermöglichen, schafft sich das Kind eine eigene Hülle.

Wie aber sieht diese Hülle, dieser Raum aus? Und nach welchen Prinzipien ist er entstanden? Hier muss das Kind ja auf etwas zurückgreifen, was bereits Bestand hatte in seinem Leben, noch bevor es geboren wurde, da dieses Kind keine Phantasiewelt erschaffen kann, dazu bräuchte es ja innere Bilder, die es noch nicht haben kann. Daher entsteht dieser Raum in einem realistischen Bezug zur Welt. Das Kind mit Autismus benimmt sich so, als gäbe es kein anderes Wesen auf dieser Welt, dass für sein Überleben verantwortlich ist als es selbst. Genau an diesem Punkt beginnt sich die Wahrnehmung, die Art der Gegenseitigkeit und somit auch die neuronale Struktur dieses Kindes anders zu entwickeln, als dies bei anderen Kindern ohne Autismus der Fall ist. Kinder ohne Autismus strecken ihre Hände aus, um die Welt zu ergreifen. Kinder mit Autismus ziehen sich zurück, um die Welt, die sie ergreifen sollten, zu ertragen, und daher können sie die Welt nicht ergreifen. Ich nenne diesen Moment die Geburt des Autismus, obwohl die Voraussetzung dieser Geburt bereits im Mutterleib vorhanden war.

Wäre es möglich, Autismus in diesem Moment im Leben eines Kindes zu erkennen, könnte Autismus vielleicht verhindert werden. Selbst von Autismus betroffen kann ich nicht sagen, ob ich gewollt hätte, dass Autismus bei mir verhindert worden wäre, da ich mich nur mit Autismus kenne und etwas anderes nicht kenne, und so gesehen würde es mich dann einfach nicht geben.

Was ein solches Kind in diesem Moment braucht, um in der Welt ankommen zu können, kann ich nicht genau sagen, ich kann nur sagen, was diesem Kind vielleicht fehlt. Das Schrecklichste war, dass ich ganz alleine in eine unglaublich fremde Welt kam, die ich augenblicklich wieder verlassen wollte. Das Gefühl der Fremdheit nahm von Tag zu Tag zu, es gab kein Ankommen in dieser Welt.

Mein Gefühl sagt mir, dass ich so sehr von Eindrücken überflutet war, dass ich überhaupt keine Möglichkeit hatte, mich auf eine Begegnung mit meiner Mutter oder meiner Mitwelt einzulassen. Diese Eindrücke waren auch deshalb so intensiv, weil sie immer von diesem Grundgefühl des Überlebenskampfs oder der Angst, nicht zu bestehen, geprägt waren. Es war einfach alles zu viel. Da war nicht nur die Außenwelt, die zu viel war, es war vor allem auch das Empfinden in mir, welches sich unglaublich unangenehm anfühlte. Und auch mein Körper fühlte sich fremd und unwohl an.

Wenn Autismus bei der Geburt erkannt werden könnte, dann sollte das Kind in einer absolut reizarmen Umgebung mit gedämpftem Licht sein können, in einer angenehm warmen Umgebung und von Geräuschen abgeschirmt. Auf diese Weise hätte es die Möglichkeit, sich auf die Begegnung mit seinen Eltern einzulassen und in der Welt anzukommen. Da Kleider bei diesen Kindern Schmerz und Stress auslösen können, würde ich das Kind wann immer möglich nackt lassen, oder ihm sehr weiche Kleider anziehen, die sich leicht dehnen. Da dieses Kind sich im eigenen Körper selbst aber kaum wahrnehmen kann, würde ich ihm eine Decke nähen, die mit Linsen oder etwas anderem gefüllt und abgesteppt ist, es darf auch Lavendel in den Linsen haben, da dieser Duft beruhigend wirkt. Mit dieser Decke würde ich das Kind immer wieder zudecken und ihm so das Gefühl des eigenen Körpers ermöglichen, ohne die Sinnesüberlastung, die eine Berührung haben kann. Das Kind sollte in diesen Linsendecke-Momenten nicht alleine sein. Die Mutter oder der Vater kann dann mit dem Kind zusammen sein. So verbindet das Kind sein eigenes Körpergefühl und die Anwesenheit der Eltern. Es kommt auf diese Weise zu einer dialogischen Begegnung. Viele Kinder mit Autismus bewegen sich rhythmisch. Dies kann darauf hindeuten, dass eine Entwicklung, die im Mutterleib hätte geschehen sollen, noch nicht ganz abgeschlossen ist. Daher würde ich das Kind oft schaukeln, wenn es sich dabei entspannen kann. Auf diese Weise würde ich dem Kind die Möglichkeit geben, sozusagen „nachzureifen". Doch alle diese Dinge werden in der Regel nicht getan, da Autismus zu diesem Zeitpunkt noch nicht erkannt wird.

Eine weitere Auffälligkeit ist, dass viele Kinder mit Autismus ihren Kopf (dosiert) an einen harten Gegenstand, zum Beispiel eine Wand schlagen, oder sich auf den Kopf schlagen. Auch hier kann ich nur Vermutungen anstellen, zum Beispiel, dass es darum geht, sich selbst ein Gefühl zu vermitteln, wo der eigene Körper aufhört oder beginnt. Das rhythmische Schlagen hat auch eine sehr beruhigende Komponente. Hier kommt zur Körperwahrnehmung die akustische Wahrnehmung dazu. Zudem sind viele dieser Kinder auf Wasser fixiert. Auch dies kann auf ein Bedürfnis deuten, wieder in diesen stillen geschützten Raum (in den Mutterleib) zurückzukehren, etwas Vertrautes zu erleben, das beruhigend wirkt, auch weil Wasser die Schwere des Körpers aufhebt.

In seinem Buch *Autismus ist heilbar* (2015) geht Harald Blomberg auf diese Phänomene der rhythmischen Bewegungen bei Autismus ein. Es gehe dabei darum, dass das Kleinhirn dadurch stimuliert wird, während es sich durch unterschiedliche Einflüsse bei Menschen mit Autismus nicht entsprechend entwickeln kann und daher in seiner Funktion gestört wird. So werden diese Bewegungen Teil eines Heilungsprozesses, die Blomberg bei diesen Menschen gezielt therapeutisch einsetzt.

Ich komme zurück auf die Art, wie sich dieses Kind mit der Welt verbinden kann: Das Kind mit Autismus hat oft eine passive Art, sich die Welt zu erschließen, daher ist auch die Gestaltung seiner Beziehungen eine passive, was nicht sagt, dass dieses Kind keine Beziehungen hat oder haben möchte. Es bleibt aber mehr empfangend, es nimmt die Welt tief in sich auf, ohne sie verändern zu können, oder ohne diese in inneren Bildern verarbeiten und wandeln zu können. Daher verbindet sich seine Welt auch nicht mit Worten, weil es ja die Welt in Einzelteilen erkennt und nicht als Gesamtheit erfährt.

Da Kinder aktiv die Welt erfahren, ist ein Kind mit Autismus hier im Nachteil. Die Stärke, die ein solches Kind entwickelt, ist seine Art der uneingeschränkten und ungefilterten Wahrnehmungsfähigkeit, die es beibehält und die sonst nur ein Säugling hat. Wird seine Wahrnehmung nicht sinnlos überfordert, dann entstehen weniger Ängste als bei Kindern, die ungeschützt allen Eindrücken einer modernen Welt ausgesetzt sind. Zu den Beziehungsebenen dieser Kinder gehört nicht nur die dingliche Welt, dazu gehören auch Gedanken, Gefühle und Handlungen anderer Menschen. Dazu gehört aber auch die Ur-Verbindung des Menschen zur Natur und auch zu einer geistigen Welt. Und gerade letztere Verbindungen, so bin ich überzeugt, sind es, die dieses Kind in den ersten Wochen und Monaten am Leben erhalten können, da es durch diese Verbindungen nicht alleine in der Welt ist, sondern als geborgener Teil von etwas Allumfassenden.

Es ist ein Phänomen, dass ein Wesen, welches sich für sein Leben selbst verantwortlich (*autonom* und nicht *egozentrisch*) fühlt, nicht in eine Art Hyperaktivität oder Aktionismus verfällt, sondern ganz im Gegenteil beginnt, die Welt passiv in sich aufzunehmen. Dies entspricht keiner logischen Überlebens-Strategie. Aber warum wählt das Kind mit Autismus gerade diesen Weg?

Gehe ich gefühlt in die ersten Jahre meines Lebens zurück, ist hier eine Art Erstarrung fühlbar. Kinder mit Autismus erstarren an dieser Welt, und daher gibt es die Möglichkeit, aktiv zu werden, erst einmal nicht.

Wenn ich also von passiver Wahrnehmung oder passiver Lebensgestaltung spreche, dann ist es keine wirkliche Passivität, sondern eher eine Art Erstarrung und Hemmung, eben eine „verstellte Welt“, wie Müller-Wiedemann sagt.

Wahrnehmung und Wirklichkeit

Wahrnehmung bedeutet Wahr-Nehmung, weil sie für den Wahrnehmenden wahr ist, also eine Wirklichkeit bedeutet. Wahrnehmung ist daher subjektiv und sie sagt noch nichts über die beobachtbare Außenwelt eines Menschen aus, denn wir wissen ja erst einmal nicht, wie Wahrnehmung bei einem anderen Menschen zustande kommt. Wir wissen auch nicht, welche Sinne diesem Menschen wie zur Verfügung stehen und wie er Eindrücke empfindet und verarbeitet. Frei nach einem indianischen Sprichwort würde ich Folgendes empfehlen: Gehe mindestens zehn Meilen in den Schuhen des Menschen, den du begleitest, bevor du eine Aussage über ihn machst.

In der Beschreibung von Kindern mit Autismus und den daraus folgenden Interpretationen gehen Beobachter in der Regel von sich selbst aus, respektive von der vernetzten Denkweise, Sprachfähigkeit, kulturellen Kenntnis und Wahrnehmung nicht-autistischer Menschen und ihrer Bedürfnisse. Auch Hunde-, Katzen-, oder Pferdebesitzer gehen oft von einem menschlichen Verständnis aus, wenn sie ihre Tiere beobachten und dann Bedürfnisse ihrer Tiere zu erkennen glauben, was sehr leicht zu Missverständnissen führen kann. Nicht selten führt dann die Erfüllung dieser „tierischen Bedürfnisse“ zu einem Besuch beim Tierpsychologen oder Verhaltenstrainer, der dann das entfesselte Pferd oder den die Wohnung zerlegenden Hund wiederherstellen soll.

Dasjenige, was beim modernen Menschen im Unbewussten oder Unterbewusstsein verschlossen ist, hat sich zugunsten der Ichwerdung zurückgezogen, und Wissen ersetzt hier zum Teil jenes, was wir Intuition oder „Ahnung" nennen. Intuition geschieht nicht im Ich-Bewusstsein, Intuition geschieht im Sein oder im *Selbst.*

Wäre ein urzeitlicher Mensch mit dem Bewusstsein eines Ichs durch den Wald gestapft, dann wäre er an der nächsten Lichtung womöglich von einem Bären zerrissen worden. Mit dieser Beschreibung möchte ich keinesfalls zum Ausdruck bringen, Menschen mit Autismus seien unterentwickelte Urmenschen, sondern ich möchte auf die oben erwähnten Beschreibungen hinweisen, wie diese Menschen sich mit der Welt verbinden.

Was sagt uns dies über Menschen mit Autismus? Und was ist hier die „Forderung" an Menschen ohne Autismus?

Menschen mit Autismus führen uns gnadenlos vor Augen, was es bedeutet, in der unmittelbaren Wahrnehmung zu leben. Dazu sagt Grandin: „Ich finde es fast schon komisch, wenn ich höre, dass autistische Kinder ‚in ihrer eigenen kleinen Welt leben'. Dasselbe kann genauso gut über normale Menschen gesagt werden. (…) Da draußen existiert eine wunderbare Welt, die normale Menschen nicht einmal sehen können. (…) Wenn Tiere oder Autisten die wirkliche Welt wahrnehmen, dann nehmen sie nichts Abstraktes wahr, sondern ausschließlich Details." Mit „Details" meint Grandin vermutlich nicht aneinandergereihte Dinge, die keinen Bezug zueinander haben, sondern dass diese Art der Wahrnehmung „alles" sieht und das Gesehene nicht gleich mit Ähnlichem oder bereits Bekanntem vergleicht und unbesehen in den Erinnerungsspeicher verschwinden lässt, wo es zu etwas Abstraktem wird. Hier ist die

Rede von bewusster und detaillierter Wahrnehmung. Was hier für Menschen ohne Autismus erwähnt werden muss, ist, dass Menschen mit Autismus teils zu „Mikro-Wahrnehmungen" fähig sind. Ich nenne dies so, wenn ich auf etwa 50 Meter Entfernung die kleinste Bewegung erkennen kann, zum Beispiel eine Maus, oder wenn ich Gesichtsmimik wahrnehme, noch bevor sie sich zeigt. Dasselbe wäre der Fall, wenn ein Hundebesitzer denkt, er könne noch mit dem Hund rausgehen, und dieser liefe augenblicklich schwanzwedelnd zur Türe. Hier glaubt der Besitzer, sein Hund könne Gedanken lesen. In Wirklichkeit bemerkt der Hund aber die winzigste Veränderung in der inneren Haltung seines Herrn.

Menschen mit Autismus fordern uns heraus, unsere bequem eingerichtete (Tagwandler-) Komfortzone zu verlassen und wieder fragile, lebendige Wesen in der aktiven Sinneswahrnehmung unserer Um- und Mitwelt zu werden. Nicht in der Festgefahrenheit von bereits Erfahrenem, nicht in Normen und Konventionen, sondern in der lebendigen Ungewissheit der Urkräfte in uns und um uns herum. Es geht um Assimilation und Akkommodation in ihrer reinen Urform, so wie dies Kinder in ihren ersten Entwicklungsjahren erfahren (sollten), und nicht um ein System von Wertbegriffen, die ein Verhalten in bestehende Vorstellungen hineinpressen. Hier sind Menschen mit Autismus die sichtbare Aufforderung, unseren Standpunkt neu zu suchen oder zu verändern und wieder zu lernen, mit all unseren Sinnen wahrzunehmen, was das Leben auf dieser Erde für das Menschsein bedeutet. Dazu gehört auch die Rückbesinnung darauf, was eine gesunde Entwicklung eines Menschen ausmacht und woran diese zu erkennen ist.

Wir kommen zu einer Problematik, die viele Eltern mit autistischen Kindern wahrscheinlich kennen. Wahrnehmung und Wirklichkeit haben immer mit dem eigenen Empfinden eines Menschen zu tun. Was nun, wenn ein Kind sich in seinem Körper nur ungenügend wahrnehmen kann? Wie kommt dieses Kind zu einer Wahrnehmung, die auch tatsächlich der Wirklichkeit einer Situation entspricht?

Einen Ausdruck dieser Art von Wahrnehmung können wir da beobachten, wo ein Kind mit Autismus sich verletzt. Manche dieser Kinder haben eine schwere Verletzung, zum Beispiel einen gebrochenen Arm, und weinen dennoch nicht. Ein anderes Kind mit Autismus fällt hin, ohne sich dabei zu verletzen und beginnt laut zu schreien, trösten lässt es sich nicht, und wenn die Mutter es in den Arm nehmen will, beginnt es noch lauter zu schreien oder verfällt vollkommen in Panik. Warum? Das Kind kann selbst nicht wahrnehmen, ob es verletzt ist oder nicht. Es fühlt zwar Schmerz, weiß aber nicht, was dieser Schmerz zu bedeuten hat und ob die Schmerzempfindung damit zusammenhängt, wie schlimm eine Verletzung ist. Viele Kinder mit Autismus, die hinfallen und sich dabei nicht verletzen, weinen und schreien nicht deshalb, weil sie so große Schmerzen haben, sondern weil sie große Angst haben, da sie nicht wahrnehmen können, ob sie verletzt sind oder nicht. Nimmt die Mutter das Kind in den Arm, dann ist es immerhin so schlimm, dass die Mutter reagiert. Das Kind hat sich aber vielleicht ein anderes Mal schwerer verletzt und die Mutter hat nicht reagiert, weil sie vielleicht nicht dabei war. Wenn also die Mutter jetzt reagiert, dann muss es schlimmer sein als die Verletzung, bei der sie nicht reagiert hat. Daher rate ich Müttern, Vätern und Bezugspersonen, versuchen Sie nicht das Kind zu trösten, dies schürt nur seine Angst. Versuchen Sie dem Kind zu sagen, wie schlimm eine Verletzung ist, oder sagen Sie ihm, dass es zwar hingefallen ist, sich aber nicht verletzt hat. Sagen

Sie es einfach und in wenigen Worten, zum Beispiel: „Ist nichts passiert, nicht schlimm“.

Wirklichkeit hat das Wort *Wirken* in sich. Um Worte zu verstehen, habe ich alle Worte in dieser Weise zu begreifen versucht, da Worte bei mir keine innere Resonanz erzeugen, da sie abstrakt sind. Es sei denn, das Wort gibt es als eine sichtbare Realität wie zum Beispiel das Wort *Haus.* Aber in Bezug auf diese Worte gibt es ein anderes Problem: Es gibt so viele Unterschiede bei Häusern, wie es Häuser gibt, und daher ist das Wort Haus bereits eine Sinnesüberforderung. Beim Wort *Baum* ist das wieder anders, da ein Baum etwas Lebendiges ist. Lebendige Dinge sind immerzu in Veränderung und daher einfacher zu begreifen, sie ergeben kein festes Bild. Wirklichkeit hat mit einer Wirkung zu tun, und zwar mit der Wirkung auf den einzelnen Menschen, die sich eben von Mensch zu Mensch unterscheidet.

Das große Problem der Wirklichkeit ist nun aber nicht diese unglaubliche Vielfalt, sondern die Art, wie Menschen ohne Autismus damit umgehen. Menschen ohne Autismus tun etwas mit der Welt. Sie machen sich die Welt zu eigen. Dies bedeutet, dass Dinge zum Teil keine Wirkung mehr erzeugen, sondern einfach eine Erinnerung (oder Erkenntnis) anklicken und dann beim entsprechenden Begriff abgespeichert werden. Das *Wort* hat mit dem Menschen und seiner Wahrnehmung etwas gemacht, das Tiere und Menschen mit Autismus nicht kennen. Das Wort tritt an die Stelle der Wirklichkeit und die Wahrnehmung wird ungenau. (Da Worte in Form von vergangenen, erinnerten Kenntnissen bestehen). Hinzu kommt die Fähigkeit, Dinge auszublenden oder zu verdrängen. Somit besteht die Grundlage zu einer tatsächlichen Wirklichkeitsblindheit oder Wirklichkeitsentfremdung. Ich erlebe es andauernd, dass zum Beispiel auf einer Wanderung mit einer Freundin eine Krähe über uns hinweg fliegt, in unserer Nähe auf einem Baum landet und dann lautstark vom Baum kräht. Wenn ich dann meine Freundin frage, ob sie die Krähe hört, fragt sie erstaunt: „Welche Krähe?" Sie kann die Krähe weder sehen noch hören, weil sie die Fähigkeit hat, solche Dinge einfach aus ihrer Wahrnehmung auszublenden. Diese Fähigkeit habe ich nicht. Ich habe Mühe, einem Gespräch zu folgen, wenn Krähen über unsere Köpfe fliegen und Mäuse im Unterholz an Wurzeln knabbern. All diese Dinge gehören in meine Wirklichkeitswahrnehmung, wie die Geschichte, die mir meine Freundin gerade aus ihrer Kindheit erzählt. Aber alles gleichzeitig ist mir oft zu viel.

Viele der immerzu erwähnten Defizite von Menschen mit Autismus sind in Wirklichkeit keine Defizite, sondern sie betreffen eine andere Art der Wahrnehmung von Wirklichkeit, also von etwas, das eben jetzt real passiert. Da Menschen ohne Autismus die Fähigkeit haben, Dinge auszublenden und sich nur auf einen winzigen Ausschnitt der Wirklichkeit des unmittelbaren Geschehens zu fokussieren, entgeht ihnen der andere Teil an Wirklichkeit. Da sie dies nicht wissen, gehen sie dann davon aus, dass der defizitäre Mensch jener mit Autismus sein muss, der dann auf Dinge nicht (angemessen) reagieren kann, da er sich im Wahrnehmen dieser Dinge befindet, und noch nicht im Verarbeiten.

Oft verarbeite ich Dinge, die jemand gesagt hat, danach tage- oder wochenlang. Erst nach dieser langen Verarbeitungszeit fühle ich mich wirklich imstande, darauf zu reagieren. Wenn ich dann nach drei Wochen eine Antwort gebe, kann sich dieser Mensch vielleicht nur noch sehr vage an unser Gespräch erinnern.

Da Menschen mit Autismus nicht so sehr mit ihrem Körper verbunden sind wie Menschen ohne Autismus, kann es auch in der Wahrnehmung des eigenen Körpers einige Abweichungen geben. Weiter oben habe ich dies beschrieben, dass ein Kind dann oft nicht weiß, ob sein Körper nach einem Sturz versehrt ist oder nicht. Als Kind bin ich einmal in einen großen Holzsplitter getreten und damit einfach weitergelaufen, weil ich es nicht fühlen konnte. Erst als meine Schwester erschrocken auf meinen Fuß zeigte, in dem der Splitter steckte, begann ich wortwörtlich wie am Spieß zu schreien.

Da die Wahrnehmung von Menschen mit und ohne Autismus sich sehr unterscheidet, liegt hier viel Potenzial für Missverständnisse. Zum Thema Wahrnehmung und Mimik kann noch etwas gesagt werden. Als ich mit Anna (einer nicht sprechenden Frau mit Autismus) am Tisch sitze, sage ich (für Nicht-Autisten wirkt es wie aus dem Nichts): „Ja, die Katja kommt heute erst später, sie ist noch beim Frühstück". Eine andere Fachperson fragt mich ganz erstaunt, warum ich das sage, Anna hätte ja nicht danach gefragt. Annas Gesicht hat für mich aber Bände gesprochen, während meine Kollegin nichts gesehen hat: *Ein kurzer Blick zum leeren Stuhl von Katja, dann ein Blick, der mein Gesicht nur streift und ein leichtes Öffnen, Erhellen der Augen.* Da Anna nicht spricht, muss ich den Zusammenhang dieser Mikrobewegungen selbst erkennen. Diese Art der Wahrnehmung ist für Menschen, die nicht von Geburt an auf ein solches Gestik-, Mimik-, und Haltungslesen angewiesen sind, nicht wirklich ersichtlich. Ich nenne es „Mikro-Mimik, Mikro-Gestik und Mikro-Haltung". Dies sind beinahe unsichtbare Veränderungen in diesen Bereichen, die ich von außen nicht erkennen kann, wenn ich mich nur auf Sprache verlasse. Es sind dies die Dinge, die Ihre Katze erkennt, wenn Sie zum Beispiel daran denken, ihr Futter zu geben, und die Katze unmittelbar zum Napf läuft, noch bevor Sie irgendetwas in diese Richtung unternommen haben. Gedanken und Gefühle lösen diese Mikro-Impulse aus, die der Mensch bei sich selbst in der Regel nicht wahrnimmt. Oft kommt es vor, dass die Mikro-Impulse nicht mit dem übereinstimmen, was ein Mensch dann tatsächlich tut. Der Katzenbesitzer schaut dann vielleicht noch auf die Uhr und bemerkt, dass es noch zu früh ist, die Katze zu füttern. Dann setzt sich die Katze vielleicht vor den Napf, weil sie diese Form der Enttäuschung schon sehr oft erlebt hat.

In diesen beiden Beispielen zeigt sich, dass Menschen mit Autismus tatsächlich andere Menschen und ihre Befindlichkeiten oft viel deutlicher wahrnehmen als die eigene Befindlichkeit. Diese nehmen sie oft nicht einmal dann wahr, wenn tatsächlich ein Splitter im Fuß steckt. Hier dürften die letzten Skeptiker an der Empathie-Fähigkeit von autistischen Menschen nun hoffentlich vom Gegenteil überzeugt worden sein.

Viele zwischenmenschliche Dialog-Momente werden nicht ausgesprochen, sie sind aber in der Regel vollkommen unverstellt und auf den Augenblick bezogen. Das gesprochene Wort hat eine ganz andere Qualität. Jetzt entsteht die Frage, auf welcher Ebene des Dialogs der Mensch mit Autismus in einem Moment reagiert? Auf meine unkontrollierbaren inneren Impulse (Mikro-Impulse) oder auf meine kognitive Kommunikationsebene des gesprochenen Wortes?

Meine Mutter hat immer ganz erstaunt darüber berichtet, wie ich manchmal ganz plötzlich wie vom Erdboden verschwunden war und eine halbe Stunde später ein Streit oder sonst etwas Unruhestiftendes geschehen sei. So als hätte ich einen Sinn für Dinge, die noch nicht geschehen sind, die aber kommen werden. Als Hellsichtigkeit wird dieses Phänomen teils beschrieben, in Wirklichkeit ist es aber einfach Wahrnehmung; alle Hunde- oder Katzenbesitzer haben Kenntnis solcher Phänomene.

Wenn wir Kinder oder auch erwachsene Menschen begleiten, die auf diese Mikro-Bereiche reagieren, dann haben wir eine unglaubliche Chance, uns weiterzuentwickeln und unsere eigene Wahrnehmung zu verfeinern. Wenn wir dazu nicht in der Lage sind, dann müssen wir in Kauf nehmen, dass wir sehr oft falsch verstanden werden und dass ein Kind dauernd Dinge tut, die wir ihm verboten haben. Es wirkt dann so, als hätten wir es mit einem ungezogenen und eigensinnigen Kind zu tun.

Der Weg in diese Wahrnehmung führt über eine Form von Selbstwahrnehmung, die uns dazu befähigt, die Dinge in ihrem Sosein zu belassen. Wir gewinnen dadurch nichts für unser Ego, das ist wahrscheinlich das Schwierige dabei. Es bedeutet, Dinge zu betrachten, ohne sie mit anderen Dingen zu vergleichen oder ohne sie in Begriffen zu formulieren und abzuspeichern. Die Welt betrachten, ohne etwas zu tun. Die Welt betrachten, ohne dass ich das Zentrum dieser Welt bin. Die Welt betrachten, ohne den Wunsch, Einfluss zu nehmen oder etwas daran ändern zu wollen. Ich bin einfach nur da: ohne Impulse, ohne Erwartung, ohne Vorstellung.

Das große Paradox bei Autismus ist, dass diese Menschen unsere volle Aufmerksamkeit fordern, während sie unserem Ego keine Beachtung schenken. Gehen wir aber tiefer in der Betrachtung dieser Menschen, können wir erkennen, dass sie sich sehr wohl um uns sorgen, nicht um die Erhaltung unserer Vorstellungen und Meinungen, sondern um die Erhaltung unserer ureigenen, menschlichen Wesenheit. Sie wollen, dass wir werden, wer wir wirklich sind, und nicht, dass wir vorgeben, jemand zu sein, der wir zu sein glauben oder gerne wären. Der Grund dafür liegt darin, dass diese Menschen nur mit unserem wahren Wesen in Verbindung treten können, nicht aber mit unserem Ego, mit unseren Vorstellungen, Wünschen, und Meinungen und so weiter. Menschen zu verstehen, bedeutet immer wieder, die eigene Perspektive zu verändern und neue Erkenntnis zuzulassen, es bedeutet Empathie und Achtsamkeit und es bedeutet die Möglichkeit, zu wachsen.

Wenn wir die Aussage ernst nehmen, dass Verhalten in einer Wechselwirkung zwischen einem Menschen und seiner Mitwelt und Umwelt entsteht, müssen wir davon ausgehen, dass Verhalten durch eine negativ geprägte Sichtweise ebenfalls das Verhalten eines Menschen mitprägt oder vielleicht sogar Ursache von unerwünschtem Verhalten sein kann. Und hier kann sich der Mensch in seiner Welt wiedererkennen und die Welt in seinem Selbst erfahren. Hier entsteht das, was die Menschheitsgeschichte prägt. Ist der Mensch von seinem Ego geprägt und nicht von seinem Selbst, dann wird die Welt, in der er lebt, sein Ego spiegeln. Wir sehen es Tag für Tag, aus welchem Prinzip der Mensch lebt: im Zustand von uns selbst und unserer Mitmenschen und im Zustand unserer Natur und Umwelt.

Wie lerne ich zu verstehen, was nicht zu verstehen ist?

Verstehen können wir lernen, indem wir lernen, nicht alles gleich erklären oder einordnen zu müssen. Verstehen setzt Wahrnehmen voraus. Will ich ein unverständliches Verhalten in ein vertrautes Schema einordnen, zum Beispiel, wenn ein Mensch sich selbst in die Arme beißt oder seinen Kopf gegen die Wand schlägt, ist dies ohne komplexe psychologische Vorkenntnisse nicht möglich. Aber auch eine mögliche psychologische Betrachtung ist noch keine Garantie dafür, mich tatsächlich in dieses Verhalten hineinfühlen zu können, es tatsächlich zu verstehen.

Es gibt Verhaltensweisen, die wir nicht verstehen. Viele dieser Verhaltensweisen können wir nicht verstehen, weil wir sie aus ihrem Kontext herauslösen und analysieren wollen. Das ist, als würden wir die Welt ohne den Himmel und die dazu gehörigen Planeten (Sonnensystem) betrachten und erklären wollen. So eine Betrachtung wäre für einen Astronomen undenkbar und lächerlich. Als Menschen, die andere Menschen begleiten, sollten wir daher nie nur ein einzelnes Verhalten betrachten, um es verstehen zu wollen. Vielmehr muss sich unser Blick für das Ganze öffnen – und nicht nur unser Blick, sondern auch unser Empfinden und vor allem unser Herz. Auch Gefühle von Angst, Ärger, Ablehnung oder Ekel verhindern eine Betrachtung. Arbeiten wir mit einem Menschen, der solche Gefühle in uns auslöst, dann müssen wir uns zuerst diesen

Gefühlen zuwenden, bevor wir bereit sind, diesen Menschen in seinem Sosein widerstandslos, rückhaltlos und ohne Voreingenommenheit in unsere Betrachtungen hineinzulassen.

Im Umgang mit unverständlichem und herausforderndem Verhalten müssen wir unsere Wahrnehmung über die uns üblichen Vorstellungen hinausheben können. Es bedarf beinahe einer etwas „verrückten" Sicht- und Denkweise, sich in vollkommen „fremde" Lebenswelten hineindenken beziehungsweise hineinfühlen zu können, und es braucht noch mehr Phantasie, um hier Ansätze zu finden, mit denen wir arbeiten können und die tragfähige Brücken bilden, um von Welt zu Welt zu wandern. Meistens können wir das Verhalten selbst als Hinweis für eine dahinterliegende Thematik nutzen, denn Verhalten hat immer einen Sinn für den Menschen, der sich verhält. So ist sein Verhalten ein Hinweis zum Verstehen von Bedürfnissen, die hinter diesem Verhalten verborgen sind und somit ein Schlüssel zum Verständnis dieses Menschen: „Das Motiv liegt näher bei der Tat, als man denkt (…) Wir arbeiten nicht mit Menschen, die so sind wie wir, sondern mit Menschen, die völlig andere Voraussetzungen mitbringen", schreibt Bo Hejlskov Elvén in dem Buch *Herausforderndes Verhalten vermeiden.* (2015, S. 99 und S. 101)

Auf den ersten Blick erscheint das teilweise grotesk wirkende Verhalten von Kindern mit Autismus losgelöst von jeder Wechselbeziehung. Doch ist es tatsächlich so oder ist dieses Verhalten lediglich ein Ausdruck gegenseitiger Missverständnisse? „Die Suche nach dem Motiv erfordert also ein hohes Maß an Empathie. Wir können nicht auf uns selbst schließen", so noch einmal Bo Hejlskov Elvén. (S. 101)

Für mich war es von Beginn meines Lebens an notwendig, mit dem Unbegreiflichen und Unverständlichen zu leben. Da gab es niemanden, den ich fragen konnte, da gab es auch niemanden, der gleich empfand wie ich. Da war ich auf mich selbst gestellt, mir diese Welt der Menschen ohne Autismus und ihre Art der Wahrnehmung und ihre Denkweise zu erschließen. Dies war aber erheblich erschwert, da ich wahrscheinlich über eine geringe zentrale Kohärenz verfügte, also eher nicht im Stande war, immer Ursache und Wirkung zu erkennen. Ich war daher immer in einem Austausch mit dieser Welt, war immer tief und innig verbunden auf einer Ebene, die nicht so einfach zu beschreiben ist. Ich musste aber ununterbrochen in dieser Wahrnehmung der Welt bleiben, denn sonst hätte ich mich nicht mehr orientieren können. Diese Art in der Welt zu sein ist unglaublich anstrengend und ermüdend. Die Ermüdung kommt nicht eigentlich durch die Art der Wahrnehmung, sondern durch die Notwendigkeit, die Wahrnehmung einer mir fremden Verhaltensweise in meine eigene Sprache zu übersetzen (oder dies wenigstens zu versuchen). Handelt es sich aber um Bedürfnisse, die ich selbst nicht kenne, dann wird dies beinahe unmöglich. Dies führt dazu, dass ich mich immerzu dynamisch anzupassen versuchte, so wie Wasser, das einen Stein umschmiegt. Dabei geht aber die Selbstwahrnehmung gänzlich verloren. Daher gab es hier immer nur ein Entweder-oder: Entweder mich selbst wahrnehmen und die Verbindung zur Welt verlieren, oder die Welt wahrnehmen und die Verbindung zu mir selbst verlieren. In der Natur war dies kein Problem, da war einfach alles, inklusive mir selbst, Natur. Die Probleme tauchten erst in der Begegnung mit Menschen auf, weil Menschen individuell wahrnehmende, in sich geschlossene Wesen sind und ständig auf Rückmeldung, Bestätigung oder sonst eine dialogische Reaktion warten.

Gerade in der Art, wie manche Kinder mit Autismus auf Erwartungen reagieren, zeigt sich, dass diese Kinder zwar in einem Austausch mit ihrer Umwelt stehen, sich aber nicht als eigenständige Wesen mit ihrer Willenskraft daraus herauslösen können, da sie in symbiotischer Weise mit der Welt verbunden sind. Wird nun eine Erwartung an ein solches Kind gestellt, kann es mit dieser Erwartung vielleicht nicht umgehen und fühlt sich unter Druck. Das Kind hat jetzt nicht die Kraft, sich daraus zu befreien, da es nicht *Nein* sagen kann. Eine Entscheidung treffen zu können bedingt aber, zwischen einem *Ja* und einem *Nein* wählen zu können. Eine Entscheidung setzt eine innere Freiheit (Befreiung) voraus, die einen Raum für die Entscheidung öffnet.

Das *Nein* entsteht in der sogenannten Trotzphase des Kindes und ist ein Ergebnis der Selbstwahrnehmung, des Sich-Loslösens und Unterscheiden-Könnens von der Außenwelt. Das Kind sagt zu sich jetzt nicht mehr *Max*, sondern *Ich*. Diesen Schritt hat das Kind mit Autismus nicht getan, und viele Menschen mit Autismus schaffen diesen Schritt in ihrem späteren Leben vielleicht auch nie ganz. Dies bedeutet, dass sich der gerichtete Wille nicht genügend entwickeln kann. Um in dieser Welt bestehen zu können, brauchen wir aber die Fähigkeit, uns zu entscheiden und eine Entscheidung willentlich (gerichtet) durchzuführen, um selbständig handelnde Wesen zu werden. Menschen mit Autismus haben diese Fähigkeit erst einmal nicht, auch wenn sie kognitiv keine Schwierigkeiten haben mögen, zu begreifen, was zu tun wäre; es fehlt einfach die Fähigkeit, die eigene Willenskraft gezielt zu nutzen, um die Dinge zu tun. Als ich selbst ein Kind war, wurde mir in dem Moment, in dem ich eine Handlung ausführen sollte, oft unglaublich übel. Wenn es ganz schlimm war, konnte dies zu Erbrechen und sogar zu einem Fieberschub führen. Habe ich mich in einem solchen Moment aber selbst körperlich stimuliert, zum Beispiel in meine Hand gebissen, dann war ich wieder fähig, mich wahrzunehmen und die Situation wenigstens gefühlsmäßig zu kontrollieren.

Die Ausführung einer Tätigkeit setzt voraus, sich aus der Ganzheit zu lösen. Ein solcher Prozess erfordert das Durchtrennen einer Verbindung, die für das autistische Kind oft die einzige Rückverbindung in die Welt ist, als es im Säuglingsalter sozusagen losgelöst von der Welt sein Dasein festigen musste, da es keine Verbindung in seine neue Umgebung (Mutter/Vater) herstellen konnte. Diese Verbindung können wir uns wie eine Nabelschnur vorstellen. In der Urzeit des Menschen gab es wahrscheinlich keine solchen Anforderungen. Der Mensch war Teil der Ganzheit und Handlungen standen nie im Widerspruch zu dieser Ganzheit. Jede Handlung folgte einem vorgegebenen natürlichen Prozess, es gab keine Unterbrechung im Fluss dieser einen Wahrnehmung und Bewegung, dieser einen Wirklichkeitsebene von Sein. Diese Art des Handelns nenne ich ein passives Handeln. Da aber die Welt an Zeit gebunden ist und der Mensch *tut*, kann diese Art des Handelns nur selten zu einer tatsächlichen Ausführung (gemessen an den heutigen Anforderungen der Gesellschaft) gelingen. Das Verharren in einer Bewegung ist bei Menschen mit Autismus Ausdruck davon, wie sie in der Art, wie die Welt Handlung erforderlich macht, stagnieren.

Eine weitere Schwierigkeit bildet das Erkennen und Unterscheiden verschiedener Ebenen. Ich habe zum Beispiel bis weit ins Erwachsenenalter hinein nicht begriffen, dass eine Sache denken nicht dasselbe ist wie eine Sache zu tun. Ein Teil des Problems ist hier das fehlende Verständnis für Zeit, denn ich begriff auch nicht, warum etwas Zeit braucht. Zeit war kein Aspekt in meiner Wahrnehmung. Hier haben wir es mit einem Menschen zu tun, der die geistige Welt von der materiellen Welt nicht wirklich unterscheiden kann. Dies ist ein weiterer Hinweis dafür, aus welcher Verbindung und Wahrnehmung ein solcher Mensch lebt. Hier können wir fragen, ob wir es beim Menschen mit Autismus mit einem Wesen zu tun haben, das den Erfordernissen dieser Welt gewachsen ist oder eher nicht. Wir können aber auch fragen, ob wir es hier mit einem Wesen zu tun haben, welches eine Seite des menschlichen Seins lebt, welche die meisten heutigen Menschen verloren haben. Es wäre dann eine wichtige Fähigkeit, um auch in Zukunft in dieser Welt noch leben und bestehen zu können.

Für eine Entwicklung, die auf eine weiterführende Zukunft des Menschen gerichtet ist, muss das Bild entstehen, dass erst die Rückverbindung mit dem Ganzen (Natur und geistige Gesetzmäßigkeiten) den Menschen befähigt, auf diesem Planeten als inkludierter Teil auch in Zukunft leben zu können und sich selbst zu erhalten. Heute ist die Antwort nicht mehr der Bär, der einen Menschen der Urzeit getötet hätte, wenn der Mensch sich wie ein Ego verhalten hätte. Die heutige Gefahr ist viel mächtiger, aber vollkommen unwirklich, da sie nur eine subjektive Wirklichkeit bedeutet. Es sind die Auswüchse einer von der Natur, der Umwelt und der Realität losgelösten Individualisierung des Egos.

Die vielen Missverständnisse zwischen Menschen ohne Autismus und mit Autismus entstehen meiner Ansicht nach genau aus dem Grund der vollkommen unterschiedlichen Art, wie sich diese Menschen die Welt erschließen und der sich daraus konträr entwickelnden Formen der Selbsterfahrung und Selbstwahrnehmung.

Zurück zum Kind mit Autismus. Die geschilderten unglaublichen Reaktionen des Körpers, wie zum Beispiel ein Fieberschub, lassen erahnen, dass diese Blockaden, die Schwierigkeit, den eigenen Willen gezielt einzusetzen oder sich einem fremden Willen zu entziehen, nicht einfach zu lösen sind. Das Bibelwort *Dein Wille geschehe* ist Teil der Wirklichkeit in einem Leben mit Autismus, denn mein Wille kann nicht geschehen. Hier ist etwas in diesem Kind noch nicht vorhanden, das vorher erarbeitet werden muss, bevor ich dieses Kind mit Erwartungen an seine Willenskräfte in einer Art fordere, die das Kind nicht erfüllen kann. Ein Nein wird dann im Körper als Übelkeit, als Selbstverletzung – etwa durch Beißen – oder als Weinen sichtbar, oder es zeigt sich in einem Ausbruch oder einem Anfall. Welche ungeheuren Kräfte muss dieses Kind aufbringen, während ein anderes Kind nur ein einziges Wort, – *Nein* – sagen kann? Der Unterschied dieser beiden Lebenswelten liegt zwischen willentlichem Handeln und passivem Geschehen-lassen. Kinder mit Autismus lassen geschehen, oder es geschieht mit ihnen.

Oft wird angenommen, diese Kinder, die nicht in eine Handlung (Entscheidung) hineinfinden, seien einfach bequem oder faul, das stimmt aber nicht. Die Anstrengung, den inneren Widerstand, beziehungsweise die innere Passivität zu überwinden, ist unvorstellbar groß.

Hier taucht die Frage nach natürlichen (lebensnotwendigen) und unnatürlichen (kultur- oder gesellschaftsbedingten) Forderungen auf. Widerstand entsteht bei der Anforderung, aktiv *zu tun*, kein Widerstand entsteht beim passiven Nichttun oder Geschehen-lassen.

Dies ist ein Grund, warum jede Art von Anforderung an ein autistisches Kind oder auch an einen erwachsenen Menschen mit Autismus einen Ausbruch oder einen Widerstand auslösen kann. Manche Menschen mit Autismus reagieren auch einfach gar nicht oder kommen nicht in eine Handlung, wenn sie zu etwas aufgefordert werden. Menschen mit einer leichteren Form von Autismus, zum Beispiel Asperger, können oft nur Dinge tun, gegenüber denen sie eine Beziehung, ein Bedürfnis oder Interesse empfinden.

Eine weitere Schwierigkeit, sich in der Handlung zu manifestieren, ist eine unerklärliche Hemmung „einzugreifen", sich sichtbar oder wahrnehmbar zu machen und sich festzulegen (sich aus der Ganzheit herauszulösen). Es fühlt sich an wie eine Erschütterung. Vielleicht ist dies ein schöpferischer Akt, wenn der Mensch das Ursächliche sozusagen entweiht, indem er es benennt, benutzt, behandelt oder verändert und somit aus der Einheit reißt. Aber vielleicht ist es die Verletzung einer Grenze, die nur der Mensch mit Autismus wahrnehmen kann. Der Mensch ohne Autismus macht sich die Welt untertan, ergreift sie und macht sie sich zu eigen. Der Mensch mit Autismus bleibt Teil der Welt, der er sich nicht gegenüberstellen kann.

Das Wort in seinem Werden ist ein tiefgreifender Akt, der ihn in eine andere Wirklichkeit, in ein anderes Bewusstsein und in eine andere Beziehung zur Welt hebt. Es scheint so, als hätte das Kind mit Autismus auf unerklärliche Weise Kenntnis von dieser Macht des Wortes und der Handlung und als entscheide es sich, in der Einheit zu bleiben.

Wir können davon ausgehen, dass Menschen mit Autismus Handlungen, die in unserer Gesellschaft gefordert werden, oft nicht mit ihrer eigenen Lebenswelt in Einklang bringen können, da diese in ihrer Wahrnehmung überhaupt keinen Sinn ergeben. Diese Möglichkeit müssen wir unbedingt ernst nehmen, auch wenn es schwerfallen mag. Das Kind mit Autismus spürt ganz genau, dass ihm hier eine Fähigkeit oder gar eine ganze Welt nicht zugänglich ist, was für andere Kinder keine Schwierigkeit darstellt, oder es spürt zumindest die Anforderung, kann sie aber nicht erfüllen und beantworten.

Es gibt für die betroffenen Menschen aber Strategien, um sich dem Willen der Außenwelt zu entziehen. Diese Strategien sind das sogenannte herausfordernde Verhalten, wie selbstverletzendes Verhalten (dies hilft sich selbst abzugrenzen und wahrzunehmen), fremdverletzendes Verhalten (dies dient dazu, den Willen meines Gegenübers auf dieses zurückzuwerfen), oder aber einfach der Ausbruch, wo dann die Dinge fliegen (als Zeichen meiner Hilflosigkeit, Überforderung und Ohnmacht). Das fragile Gleichgewicht eines Menschen mit schwerem Autismus hängt davon ab, wie gut es diesem Menschen gelingt, sich immer wieder in seinen Ur-Zustand des passiven Seins einzupendeln.

Die Frage lautet daher: Wie können wir so unterschiedliche Lebenswelten in eine Verbindung bringen, sodass ein Kind mit Autismus die Anforderungen, die von einer Gesellschaft oder Gemeinschaft an es gestellt werden, mit seiner eigenen Lebenswelt verbinden kann? Und wie weit sind wir dazu bereit, diese andere Art der „Kultur“ in ihrem Sosein zu tolerieren und zu akzeptieren? Genau dazwischen liegt die Möglichkeit, einander achtsam begegnen zu können.

Grundlagen der Begleitung autistischer Menschen

Das Kind mit Autismus verändert seine Welt nicht. Wollen wir Veränderung, dann muss diese meistens von unserer Seite aus kommen. Was aber bedeutet Veränderung für dieses Kind und wohin wollen wir dieses Kind oder seine Situation verändern? Bevor wir hierauf nicht antworten können und uns der möglichen Konsequenzen für dieses Kind nicht bewusst sind, sollten wir uns zurückhalten.

„Gelingt es, sich seiner Reaktion auf den anderen Menschen zunächst zu enthalten, ist der Grundstein dafür gelegt, dass sich dessen Wesen im Helfer aussprechen kann und dieses sich wahrgenommen und aufgenommen fühlt", schreibt Rüdiger Grimm, Professor für Heilpädagogik am Institut für Heilpädagogik und Sozialtherapie der Alanus Hochschule. (Grimm, 2002, S.131)

Wenn wir mit Menschen arbeiten, bedeutet das oben erwähnte Zitat, sich selbst in den Hintergrund zu stellen. Nicht, weil ich unwichtiger bin in einer Begegnung, sondern weil meine Aufgabe als Pädagogin oder Pädagoge darin besteht, den Raum für die Entwicklung eines anderen Menschen zu öffnen beziehungsweise offenzuhalten. Das Glück dabei ist, dass auch ich mich auf diese Weise am besten in dieser Begegnung entwickeln kann, denn dies kann nur in Gegenseitigkeit geschehen. Jetzt darf natürlich gefragt werden, warum gerade ich den Raum freigeben muss. Diese Frage ist berechtigt, vor allem auch darum, weil herausforderndes Verhalten von anderen Menschen in der Regel als ungeheuer raumergreifend, oder gar raumbesetzend wahrgenommen wird. Aber wenn ein Mensch auf diese Weise den Raum für sich in Anspruch nimmt, dann können wir davon ausgehen, dass er keine andere Wahl hat, Raum für sich in Anspruch zu nehmen. Keine andere Wahl zu haben, bedeutet hier nicht, dass ich ihm die Wahl nicht lasse, sondern, dass sich seine Erfahrung, seine Möglichkeiten (eigene Persönlichkeit, Umfeld und Schicksal) so entwickelt haben: „Ein Mensch wird das Richtige tun, wenn er dazu in der Lage ist, sagt Ross Greene." (nach Bo Hejlskov Elvén, S.36)

Unsere Haltung einem Menschen gegenüber können wir selbst bestimmen. Das klingt erst einmal ganz einfach, ist es aber nicht, denn wie wir wissen, sind wir grundsätzlich zwar frei, aber dennoch sind uns unsere Prägungen (Voreingenommenheiten durch Kultur, Wissen und Erfahrungen) immer einen Schritt voraus. Das ist ein Problem:

1. Illusion – wir sind uns dieser Prägung kaum bewusst und glauben, sie sei unsere eigene Haltung oder eine freie Entscheidung.
2. Bevor wir bei uns *selbst* etwas ändern (wollen), versuchen wir den einfacheren Weg und „erkennen" unsere Haltung als *richtig*, was dann die zweite Illusion ist. Wir versuchen dann den anderen Menschen zu ändern.
3. Wir haben keine Ahnung, wie wir eine Haltung ändern können, wenn uns die *Reaktion* auf etwas immer zuvorkommt.
4. Lösung: Beginnen Sie sich *ehrlich* zu beobachten, hören Sie auf, sich etwas vorzumachen. Unterscheiden Sie Haltung, Meinung und Reaktion.

> Die wichtigste Fähigkeit, die ein Mensch sich aneignen sollte, ist, sich erlauben, Fehler zu machen.

> Fazit: Bevor wir weiterwursteln, sollten wir uns eingestehen, dass wir nicht weiterwissen.

Es ist von großer Bedeutung, diese Dinge zu verstehen. Es geht hier nicht um *richtig* oder *falsch* und es geht auch nicht um Moral. Es geht einzig und alleine darum, zu betrachten, wie es ist. In der Wertung eines Verhaltens liegt bereits der Keim für dieses Verhalten. Hier haben wir einen Anhaltspunkt, um Verhalten zu verstehen, vor allem auch unser eigenes (Reaktion auf ein Verhalten) und nicht nur jenes des anderen Menschen.

Wenn wir wollen, dass sich etwas verändert, dann beginnt diese Veränderung immer bei uns selbst. Somit übernehmen wir die Verantwortung nicht nur für unser eigenes Verhalten, sondern auch für das Verhalten des begleiteten Menschen. Die Aufwärtsspirale beginnt somit bei uns, indem wir uns zwar subjektiv empfinden, aber auch objektiv betrachten und ehrlich reflektieren. Dies tun wir nicht, um uns eine Blöße zu geben oder um zu erkennen, wie unprofessionell wir tatsächlich sind. Nein, wir tun es für uns selbst, weil es uns freier macht in unserer Entscheidungsfähigkeit. Denn erst dadurch können wir über unsere Haltung tatsächlich selbst bestimmen.

Dazu möchte ich ein Beispiel geben: Tania, eine junge Frau mit Autismus, ist immer auf der Suche nach Essen. Da sie bereits übergewichtig ist, wurde der Auftrag an die Begleitpersonen gegeben, möglichst zu vermeiden, dass Tania an Essen kommt. In der Folge konnte sie eigentlich keinen einzigen Schritt mehr ohne Aufsicht tun und es wurde ihr regelmäßig der Zutritt in die Küche verwehrt. Dies führte dazu, dass Tania die Küchentüre einschlug, Geschirr an die Wand warf, Menschen angriff und Stühle und andere Dinge durch den Raum wirbelte, begleitet von anhaltendem Schreien.

Mein Rat war daraufhin, für Tania kleine Mahlzeiten aus Früchten (kalorienarm) vorzubereiten und ihr jede Stunde eine kleine Portion zu geben, auch dann, wenn sie nicht danach fragte. Auf diese Weise konnte Tania den Stress, an Essen zu kommen, mehr und mehr ablegen, und sie lernte darauf zu vertrauen, auch dann Essen zu bekommen, wenn sie einmal vergessen sollte, danach zu fragen.

Tania zeigt seither kaum noch diese Verhaltensweisen und ist fröhlich und lacht viel. Sie kann sich jetzt viel besser auf andere Dinge des Alltags einlassen und geht auch öfters in Kontakt mit anderen Menschen.

> „Die Fähigkeit zur Verantwortung, das heißt die Folgen der eigenen Entschlüsse und Handlungen zu tragen – die alltägliche Gewissensprüfung –, rechnet mit der vollen Potenz des Menschen: seiner Gedankenwelt, seinem Fühlen und seinem Willensleben." (Grimm, 2002, S. 144)

Frei werden – frei bleiben

Für die meisten Menschen ist Freiheit lediglich ein Teilaspekt von etwas: *Frei sein von ... Frei sein für ...* Mit Freiheit hat dies nichts zu tun, denn es spricht sogar die Unfreiheit an, da man sich *für* oder *aus* etwas befreien möchte. Freiheit ist eigentlich die Unvoreingenommenheit in jedem einzelnen Augenblick, ohne Anbindung an meine Vergangenheit, meine Meinungen, Glaubenssätze, kulturellen Vorgaben, Wünsche, Ziele, Ängste und so weiter zu handeln

Freiheit ist nichts, was man sich aneignen, angewöhnen oder erwerben kann. Freiheit ist jenseits von Zeit und Raum: „Um zur Freiheit zu gelangen, muss der Mensch lernen, ohne die Fessel der Zeit auf das Leben zu schauen, das eine unendliche Bewegung ist, schreibt der indische Philosoph und Theosoph Jiddu Krishnamurti (1895–1986) in seinem Buch *Einbruch in die Freiheit*.

Es ist gut zu wissen, dass ein anderer Mensch vielleicht eine ganz andere Betrachtungsweise dieser Welt hat als ich. Doch viele unangenehme Situationen mit unerwünschtem Verhalten, die in der Begleitung vor allem auch von nichtsprechenden Menschen geschehen, gründen auf der Tatsache, dass Menschen allgemein davon ausgehen, dass jeder Mensch die Welt mehr oder weniger gleich wahrnimmt wie er selbst. So setze ich dann Dinge voraus, die für einen anderen Menschen womöglich überhaupt nicht nachvollziehbar sind und die in seiner Welt nicht vorkommen oder keine Bedeutung haben.

Wenn wir die Dinge des Lebens immer in bereits vorhandene Kategorien aufteilen und einspeichern, dann bleibt die Welt, wie sie ist: aufgebaut auf dem Alten. Werden wir aber lebendig in unserer Betrachtungsweise und sagen etwa „Ein Baum ist nicht einfach ein Baum", so entfalten wir unser Potenzial und somit neue Ideen und Lösungen am Leben.

Ich wage zu behaupten, dass Autismus eine unglaubliche Differenziertheit der Sinneswahrnehmung bedeutet, die sich selbst nicht in die Betrachtung miteinbezieht und daher immer unreflektiert, passiv wahrnehmend und ohne Beurteilung (unbewusst/selbstlos) auf die Welt schaut. Im krassen Gegensatz dazu sehen wir die wissenschaftlich *erkannte Welt,* die ein Staunen nicht mehr zulässt, weil alles bereits bekannt ist. Hier hat das Individuum nur noch ein einziges Interesse, da die Außenwelt wie auch die Innenwelt langweilig geworden ist. Ein solcher Mensch kann sich nur noch dadurch stimulieren, dass er Reaktionen der Außenwelt, in der Regel durch das Ausreizen von Grenzen, auf sich selbst bezieht und diese auch provoziert.

Auch wenn der moderne Mensch davon überzeugt ist, frei zu sein wie nie zuvor, unterliegt er, so denke ich, einer großen Illusion. In der heutigen westlichen Welt wird die Freiheit zwar nicht mehr vorwiegend beim Kampf ums Überleben eingeschränkt, sondern beim Kampf der auf sich selbst bezogenen Bedeutsamkeit in der Gesellschaft oder auch nur einer virtuellen, vollkommen anonymen und realitätsfremden „Gemeinschaft". Diese Entwicklung können wir als kulturhistorische Entwicklung betrachten. Die Frage bleibt allerdings offen, wohin diese Entwicklung führt.

Hierzu noch einmal Krishnamurti: „Freiheit ist ein Zustand des Geistes – nicht die Freiheit von etwas, (…) alles anzuzweifeln und in Frage zu stellen, und zwar so intensiv, aktiv und kraftvoll, dass sie jede Art von Abhängigkeit, Sklaverei, Anpassung und Anerkennung von sich wirft. Solche Freiheit bedeutet vollkommen allein zu sein. (…) Diese Abgeschiedenheit ist ein innerer Zustand des Geistes, der von keinem Anreiz und keinem Wissen abhängig ist und der nicht das Ergebnis einer Erfahrung oder einer gedanklichen Festlegung ist. (…) In dieser Abgeschiedenheit werden Sie anfangen zu verstehen, wie notwendig es ist, dass Sie so leben, wie Sie sind – nicht wie Sie glauben sein zu müssen."

So gesehen wäre Freiheit das Ergebnis von Autismus oder Autismus das große Ziel des Freiheits-Strebens. Krishnamurti hat keinen Autismus und daher sieht er die Möglichkeit, frei zu werden, in der oben erwähnten Haltung, alles anzuzweifeln und zu hinterfragen. Menschen mit Autismus hinterfragen und zweifeln vielleicht nicht auf diese Weise und sie sind wahrscheinlich auch nicht auf diese Weise frei. Die autistische Wahrnehmung ist zwar als Wahrnehmung unbedingt notwendig und daher „unfrei", so wie diese Wahrnehmung aber in ihrem Charakter erscheint, ist sie frei von jeglicher Anhaftung an Vorstellungen, Glaubenssätze oder Festlegungen. Menschen mit Autismus leben in dieser (oder einer anderen) *Abgeschiedenheit*.

Erst im freien Schauen und Erfahren erkennen wir jenes, was sich in der Begegnung mit der Welt offenbart. Diese Offenbarung ist kein Ergebnis von uns und sie ist kein Ergebnis unseres Gegenübers: Diese Offenbarung ist etwas Gemeinsames, noch nie Dagewesenes. Diese Fähigkeit der frei gewordenen Wahrnehmung ist Voraussetzung für wahre Beziehungskompetenz.

Der Morgen beginnt mit der weißen Tafel

Die weiße Tafel bedeutet Unvoreingenommenheit. Dies klingt erst einmal einfach, ist es aber nicht. Wer unvoreingenommen sein möchte, kann dies nur bewusst tun, dies bedeutet, die eigene Voreingenommenheit zu erkennen, denn wir alle sind voreingenommen. Unvoreingenommenheit ist kein ethischer Gedanke, keine nette und schöne Haltung und keine „Schwamm drüber"-Floskel. Unvoreingenommenheit ist ein Willensakt der Kategorie „höchster Anspruch"!

Als Mensch in einer bestimmten Gesellschaft sind wir voreingenommen, Voreingenommenheit ist Bestandteil unserer Kultur. Kultur können wir nicht einfach ausblenden, denn diese hat sich vielleicht über Jahrhunderte oder Jahrtausende, aber ganz bestimmt im Laufe unseres Lebens entwickelt und gebildet. Alles was wir tun können, ist Bewusstsein über unsere Gedanken, Gefühle und Empfindungen zu entwickeln. „Macht euch die Welt Untertan", (Moses, 1. Kapitel), bedeutet nicht, dass wir die Natur dieser Erde ausbeuten und zerstören sollen, denn die Natur ist nicht „die Welt". Die Welt ist menschengemacht und daher ist das, was wir uns untertan machen sollen, unsere eigene „Welt" beziehungsweise „die menschliche Natur". Unsere Menschen-Welt sollen wir beherrschen und dazu gehört auch das Beherrschen unserer Voreingenommenheit.

Voreingenommenheit ist kein Fehler, Voreingenommenheit ist eine eingeschränkte Offenheit, die wahrscheinlich bei jedem Menschen mehr oder weniger vorhanden ist. Diese Voreingenommenheit brauchen wir, um Probleme effizient zu erkennen und lösen, aber wir können nicht alles mit Effizienz lösen. Wer unvoreingenommen sein möchte, braucht den Mut, sich seine Voreingenommenheit einzugestehen, sich nicht in ein besseres Licht stellen zu wollen, sich ohne Wenn und Aber so zu betrachten, wie er oder sie ist. Das größte Hindernis bei diesem Vorhaben ist das eigene Ego und die Angst, nicht „vollkommen", nicht „perfekt" zu sein. Diese Angst zeigt unsere Verletzlichkeit und Bedingtheit auf. Oder in den Worten von Krishnamurti: „Unvoreingenommenes Sehen ist befreiende Handlung (…) Um eine Tatsache zu verstehen, müssen wir sie anschauen und nicht vor ihr davonlaufen".

Jetzt beginnt der Morgen mit der weißen Tafel und wir begegnen unserem Gegenüber, der Welt und uns selbst mit Offenheit!

Beziehung statt Erziehung

Jede Zeitepoche, jede Kultur und jede Familie hat ihre Erziehungsformen oder Vorstellungen. Doch was bedeutet Erziehung und wozu, oder zu was soll erzogen werden? Meistens sind Erziehung, Bildung und Kultur nicht voneinander losgelöst zu denken

Es gibt aber auch Kulturen, da werden Kinder nicht wie bei uns als noch unmündige kleine Menschen angesehen, sondern da müssen sie von Beginn ihres Lebens an lernen selbstverantwortlich zu sein. Dies ist zum Beispiel bei manchen Inuit der Fall. Diese Haltung geht davon aus, dass ein solches Kind nur ein einziges Mal unbeaufsichtigt sein braucht und schon erfriert es oder es fällt einem Wildtier zum Opfer. Daher sind die Eltern darauf bedacht, dem Kind von Anfang an klar zu zeigen, dass es für sich und sein Leben verantwortlich ist, sobald es auf den eigenen Beinen stehen und gehen kann. Im krassen Gegensatz dazu kennen wir den heutigen Ausdruck der so genannten „Helikopter-Eltern", die ihre Kinder in Watte packen und sozusagen ihre Bedienung und Leibwache sind.

Kinder wachsen ganz natürlich in ihre Umgebung hinein und daher muss eigentlich davon ausgegangen werden, dass es für das Kind selbst keine Rolle spielt, ob es nun für sein Leben selbst verantwortlich ist oder ob seine elterliche Drohne ununterbrochen über seinem Kopf schwirrt. Die Unterschiede beider Extreme und alles, was dazwischenliegt, muss daher als Kultur betrachtet werden, in die ein Kind hineingeboren wird.

Was aber menschliche Grundbedürfnisse betrifft, da gibt es weder kulturelle noch religiöse oder zeitabhängige Unterschiede: Jeder Mensch will in seinem Sosein angenommen, respektiert, verstanden und geliebt werden, um sich frei entwickeln zu können. Und wenn wir uns nicht für einen bestimmten Erziehungsstil entscheiden können oder wollen, dann machen wir ganz bestimmt nichts falsch, wenn wir dieser Tatsache der menschlichen Grundbedürfnisse Rechnung tragen.

Was aber sind die menschlichen Grundbedürfnisse? Das eine ist das oben genannte, die Akzeptanz, das Verständnis und die Liebe, die ein Kind braucht. Aber durch Liebe und Verständnis allein entwickelt sich ein Kind noch nicht gesund, da Liebe sehr unterschiedlich verstanden und interpretiert werden kann. Manche Eltern glauben, Liebe bestehe darin, einem Kind jeden Wunsch zu erfüllen; andere Eltern wiederum glauben, wer seinem Kind nie eine Ohrfeige gibt, der liebt es nicht wirklich.

Zu den Grundbedürfnissen gehört auch die gesunde Entwicklung des Körpers einschließlich des Gehirns. In der Tierforschung ist erwiesen, dass das Balgen und Spielen für die Entwicklung des Gehirns von Säugetieren, zum Beispiel von kleinen Füchsen, absolut notwendig ist. Füchse, die nicht spielen und kämpfen konnten, bleiben dumm und leben nicht lange. Kinder nur mit intellektuellem Wissen zu versorgen, ist daher nicht sinnvoll, da sich dadurch ihr Gehirn nicht entsprechend entwickeln kann. Kinder brauchen Bewegung und sie brauchen Lebenssinn-vermittelnde Erfahrungen und Vorbilder zur Anschauung. So gesehen sind die Bedürfnisse eines

Kindes sehr komplex. Die gute Nachricht ist, dass Kinder ganz natürlich die Dinge tun, die sie für ihre Entwicklung brauchen. Die schlechte Nachricht ist, dass unsere Kultur immer weniger Raum für die gesunde Entwicklung eines Kindes offenlässt.

Was aber geschieht mit Kindern, die, sobald sie fähig sind, auf Knöpfe zu drücken oder auf beleuchteten Glasscheiben herumzuwischen, sich vorwiegend mit Dingen beschäftigen, die sich virtuell vor ihren Augen abspielen, aber keinerlei Anregung für den Körper ermöglichen, weil sie durch Technik zur Passivität gezwungen werden? Was erfahren Kinder, die nur noch Avatare für sich kämpfen lassen? Was geschieht mit Kindern, die ihre Freunde nur noch virtuell treffen? Was geschieht mit Kindern, die mit einem Knopfdruck ihre Feinde auslöschen können? Wie soll ein solches Kind lernen, dass eine Faust im Gesicht Schmerzen bereitet? Wie soll ein solches Kind lernen zu unterscheiden, was Welt-Wirklichkeit und was Fiktion ist? Wie soll ein solches Kind eine Beziehung erfahren zur Natur, von der es Teil ist?

Seltsamerweise steigt besonders auch in den Städten die Zahl „autistischer" Kinder dramatisch an. Erstaunlicherweise kommt der frühkindliche Autismus immer noch sehr selten vor, während die Zahl der Kinder mit „Autismus Spektrum Störung" (ASS) explodiert.

Erkennbar sind diese „autistischen Kinder" an fehlenden sozialen Kompetenzen, allgemeiner Überforderung, Aggressivität, Mangel an Phantasie, innerer Bezugslosigkeit, psychischer Labilität und Ähnlichem. Alle diese Symptome sind aber nicht Folgen einer angeborenen autistischen Beeinträchtigung, sondern sie sind Folgen einer Kindheit, die keine Möglichkeit mehr bietet, sich auf gesunde Weise kindgerecht zu entwickeln. Diese Art von Beeinträchtigung ist daher kein Autismus (ASS), sondern eine „Virtuelle Medien Störung" (VMS) Hier liegt das Fehlen von Welt-Sinn-Bezogenheit vor. Viele moderne Eltern gehen mit ihren Kindern zwar noch auf den Spielplatz, sie sehen ihren Kindern aber dabei nicht mehr beim Spielen zu, und antworten auch dann nicht, wenn ihr Kind schon zehnmal „Mama", oder „Papa, schau was ich kann" gerufen hat. Viele Eltern starren ununterbrochen auf ihr Mobilgerät, ohne ihre Umwelt noch wahrzunehmen. Autistische Eltern? Tatsächlich sprechen manche Fachpersonen bereits von einer „autistischen Gesellschaft". Betrachten wir den Autismus aber so, wie er hier in diesem Buch beschrieben ist, dann sehen wir, dass es sich nicht um dasselbe Phänomen handeln kann.

In meiner Kindheit hatte ich alles, was eine gesunde Entwicklung ermöglicht, und mein Autismus verschwand dadurch nicht, ja, er verschlimmerte sich sogar einige Zeit lang noch. Im Gegensatz dazu können die soeben beschriebenen Kinder „geheilt" werden, wenn sie eine gesunde Anregung erfahren. Es gibt aber auch hier sehr schwere Fälle von Kindern, die tatsächlich nicht mehr in der Lage sind, Gefühle zu entwickeln und einen Bezug zu etwas Lebendigem aufzubauen. „Und so hängen vielleicht auch Lustlosigkeit, Langeweile, Phantasiearmut, Denkhemmung und Gefühlsarmut, die Kindergärtnerinnen und Volksschullehrer in immer stärkerem Maße beobachten, mit dem Fernseh- und Computerkonsum zusammen. Vor diesem Hintergrund ist nicht verwunderlich, wenn ein Gerichtspsychiater feststellt, dass Jugendliche heute anderen Menschen gegenüber eine Haltung zeigen, wie sie allenfalls Gegenständen gegenüber angemessen und entschuldbar wäre … „Kinder sind von Natur aus, wenn man sie in ihrer natürlichen Entwicklung nicht stört, *wahrhaftig*, denn sie sind noch ganz und gar eins mit sich und der Welt", so schreibt es Felicitas Vogt. (*Spirituelle Ethik*, 2002, S. 106 und 113)

Kinder brauchen Eltern, die sich nicht wie pädagogische Fachkräfte benehmen, die in der Schule reichen bereits für die Erziehung. Sie brauchen Eltern, die sie bedingungslos in ihrem Sosein annehmen. Sie brauchen Eltern, die ihnen vertrauen. Sie brauchen Eltern, die eigenständig sind und ihren eigenen Willen haben und sich nicht als Leibwächter und Bedienstete ihrer Kinder sehen. Sie brauchen Eltern, die ihre eigenen Träume verwirklichen, oder weiter träumen, ohne ihre Träume auf ihre Kinder zu übertragen. Kinder brauchen Eltern, die echte Gefühle haben und nicht so tun, als würden sie über allem stehen. Kinder brauchen echte Vorbilder, an denen sie sich orientieren können. Kinder brauchen Eltern, die ungeteilte Zeit (frei von Handy und dergleichen) für ihre Kinder haben. Kinder brauchen Erlebnisse in der Natur, die nicht in speziell dafür eingerichteten Installationen in geordneter Weise und unter Anleitung ausgeführt werden. Kinder brauchen die Möglichkeit, ihre natürliche Umwelt wie Tiere und Pflanzen kennenzulernen. Kinder brauchen Geheimnisse, die ihre Eltern nichts angehen. Kinder brauchen das ausgelassene Spielen mit anderen Kindern. Kinder brauchen Freiheit, Orte und Momente, wo Erwachsene Menschen nichts verloren haben. Kinder brauchen vielfältige, lebendige Beziehungen und nicht nur ihre Eltern. Kinder wollen ausprobieren. Kindern dürfen aus Fehlern lernen. Kinder dürfen streiten. Kinder wollen Grenzen erfahren. Und alle diese Dinge gelten auch für sogenannt beeinträchtigte Kinder oder Kinder mit Autismus!

Es gibt viele autistische Kinder, die keine normale Kindheit erleben können, da sie täglich in irgendwelchen Förderprogrammen sind: Logopädie, Ergotherapie, Sozialtraining und so weiter. Wenn ein Kind in einer natürlichen Umgebung mit anderen Kindern aufwachsen kann (vorausgesetzt das Kind wird nicht ausgeschlossen, sondern in seinem Sosein ganz natürlich einbezogen), dann sind dies die besseren Voraussetzungen für die Entwicklung eines solchen Kindes als die „gemachten Settings“ zur Förderung. Diese dürfen natürlich auch sein, aber sie sollten nicht an Stelle der ganz normalen Möglichkeiten und Erfahrungen treten.

Die Beziehungen autistischer Kinder

ohne meine schwester gab es keinen willen in meinem leben, kein handeln und kein tun. ohne sie gab es am morgen kein anziehen und kein zimmer verlassen können, auch dann nicht, wenn die türe offenstand. ohne sie gab es kein wort und keine geste, es gab auch keine hand die sich ausstreckt, um sich ein stück brot zu nehmen.

Niva

Für Mütter und Väter muss es sehr schwer sein, ein autistisches Kind zu haben und zu erleben, dass ihre Liebe und Zuwendung nicht erwidert wird, nie sichtbar ein Zeichen zurückkommt. Mütter und Väter mit ihren autistischen Kindern fühlen sich von diesem Kind vielleicht nicht angenommen.

Das Schwierige ist, dass sich ein autistisches Kind seine Bezugsperson selbst aussucht. Nach welchen Kriterien dies geschieht, ist von außen eher nicht zu erkennen. Findet sich keine „passende“ Bezugsperson, dann bleibt dieses Kind lieber ohne eine solche. Es zieht also das Alleinsein dem Gemeinsamen vor, wenn es nicht dem entspricht, was es sich vorstellt oder was es benötigt.

Je länger es dauert, bis ein solches Kind einem Menschen begegnet, dem es sich anvertrauen, öffnen und zeigen kann, umso mehr beginnt dieses Kind sich seine eigene Welt zu „erschaffen“. In dieser Welt wird der Raum für eine Außenwelt

(Mitmenschen) immer kleiner, da eine Außenwelt die Symmetrie und das Gleichgewicht dieser Innenwelt stören würde. Diese Innenwelt entspricht aber nicht tatsächlich der Vorstellung einer „kleinen autistischen Welt", sondern meist ist es das eigene Erfahren, das mehr und mehr Raum einnimmt, um sich in der Welt irgendwie orientieren zu können. Diese Welt kann durchaus sehr groß sein.

Wie ich bereits erwähnt habe, ist es nicht einfach für ein solches Kind, dem Menschen zu begegnen, dem es sich anvertraut. Eltern denken vielleicht ein solcher Mensch müsse bestimmte Voraussetzungen und Qualifikationen mitbringen. Meine Schwester war als zweijähriges Mädchen nicht qualifiziert, für ihre jüngere, autistische Schwester zu sorgen, aber meine Schwester war das Beste, was mir passieren konnte. Es ist wichtig zu verstehen, dass hier einzig und alleine das Kind mit Autismus darüber befindet, welcher Mensch der richtige ist. In diesem biografischen Moment braucht dieses Kind genau diesen Menschen, um in der Welt anzukommen.

Manchmal sind es aber nicht Menschen, die eine Brücke bauen können, manchmal sind es Tiere. Der Hund, das Pferd, aber auch Wildtiere wie Vögel oder Eichhörnchen.

Die grundlegende Meinung über autistische Kinder besagt, dass diese Kinder keine Beziehungen zu anderen Menschen eingehen und in ihrer eigenen Welt leben. Von außen betrachtet mag dies so erscheinen, aber die Beziehungen autistischer Kinder sind innig und nicht äußerlich, sie sind passiv und nicht aktiv, und doch sind es tiefe Beziehungen und es sind tiefe Verbindungen, noch viel tiefer als sich das ein Mensch von außen betrachtet vielleicht vorstellen kann.

Meine Schwester hat sehr schöne Spiele gespielt. Sie hatte viele kleine Bärchen, denen sie Kleider nähte und Schultaschen mit winzigen Heftchen und Stiften bastelte. Diese Bärchen mussten dann in die Schule und verbrachten ihre freie Zeit miteinander. Oft hatte meine Schwester ganz viel zu tun, weil die Bärchen neue Kleider brauchten. Wenn meine Schwester ihre phantasievollen Spiele spielte, dann lag ich neben ihr auf dem Boden des Zimmers, den Daumen im Mund und mit einem Finger in den Haaren drehend (bis er sich ganz darin verknotet hatte und meine Schwester ihn nur mit einer Schere wieder befreien konnte) und war nur glückselig. Durch meine Schwester wurde ich Teil der Phantasie ihres Spiels, durch sie erlebte ich diese Seelenkräfte, die ich aus mir selbst heraus nicht erleben konnte. Es war einfach nur wundervoll!

In meiner Kindheit hatte ich alles, was ein Kind für eine gesunde Entwicklung braucht, doch allen diesen Dingen konnte ich nur passiv beiwohnen, ich konnte aber nicht aktiv mitgestalten. Sobald ich alleine im Zimmer war, gab es keine Seins-Kontinuität mehr, dann musste ich der inneren Erstarrung mit rhythmischen Bewegungen entgegenwirken, um nicht vollkommen in der Auflösung oder Erstarrung zu verschwinden.

Als meine Schwester in den Kindergarten kam, wurde der Morgen für mich zur Überlebensprobe. Ich stand dann stundenlang am Fenster und starrte auf den Punkt, wo sie um 11.15 Uhr wieder in die Straße einbiegen und mich aus der Erstarrung befreien würde.

Man könnte denken, ich hätte meine Schwester benutzt oder hätte nur durch sie ein eigenes Empfinden und Lebensgefühl gehabt. Aber so einfach ist das nicht. In der Gegenwart meiner Schwester empfand ich alle Dinge, aber nicht so, als wären diese außerhalb von mir, sondern es waren durchaus „meine" Empfindungen. Ich war tatsächlich ein eigenständiges Wesen, aber dieses konnte nur durch ein anderes Wesen an dieser Welt teilhaben. Das, was Buber das dialogische Prinzip nennt, war bei mir so stark ausgeprägt, dass mein Ich immer nur am Du werden konnte, und dies von Mal zu Mal. Sobald dieses Du kurz auf die Toilette ging, war mein Ich verschwunden. Ich brauchte das Du permanent, um mein Ich wahrzunehmen, da keine „Selbst-Erinnerung" entstand, die eine Zeit, in der ich alleine war, hätte überbrücken können. Ich konnte alle Ereignisse erinnern, mich selbst als Seiendes oder als Kontinuität konnte ich aber nicht „erinnern", da so etwas im Erleben nicht wahrnehmbar, nicht zur Ich-Person wurde. Ich habe meine Schwester nie als „Gegenstand" gesehen, so wie das manche Menschen behaupten (autistische Kinder würden Menschen wie Dinge sehen). Ich kannte meine Schwester und ich wusste, dass sie einen eigenen Willen hatte. Manchmal, wenn sie keine Zeit zum Spielen hatte, weil sie Aufgaben machen musste, dann wollte ich, dass sie spielt, weil ich ja selbst nicht spielen konnte. Aber dann hatte sie eben keine Zeit. So waren mein Wille und ihr Wille zwei unterschiedliche Dinge, und das wusste ich. Der Unterschied zwischen uns war der, dass meine Schwester ihren Willen unabhängig und frei einsetzen konnte und ich dazu nicht fähig war. Aber ich war fähig, die Welt der inneren Bilder und Phantasien zu erfahren, wenn meine Schwester mir dabei half.

Manchmal saß ich auch bei meiner Mutter in ihrem Künstleratelier und malte Bilder. Diese Bilder waren immer sich wiederholende Muster und sehr bald begann ich perspektivisch zu zeichnen. Die Perspektive hat mich sehr fasziniert. Meine Bilder zeigten aber keine Szenen aus dem Kinderalltag, sondern nur geometrische Formen und später auch Tiere, die ich sehr gut zeichnen konnte, da habe ich als kleines Kind sogar einmal einen Zeichenwettbewerb gewonnen. Sehr selten war ich auch bei meinem Vater in der Gärtnerei. Meinen Vater erkannte ich nur, wenn ich ihn in der Gärtnerei besuchte oder wenn er zu Hause war. Sah ich ihn irgendwo im Dorf, dann erkannte ich ihn nicht. Die Pflanzenwelt war immer Teil meines Lebens; ich kannte bereits als kleines Kind sehr viele Pflanzen mit Namen und ich wusste viel über Kräuter und ihre teils heilende Wirkung.

Als meine Schwester etwa vierzehn Jahre alt war, bekam ich immer mehr Mühe, sie noch wahrnehmen zu können und somit verlor ich auch erhebliche Teile meiner Selbst-Wahrnehmung. Sie hatte sich stark verändert und ich machte mir sehr große Sorgen und hatte entsetzlich Angst, dass sie schwer krank sein könnte. Meine Schwester spielte nicht mehr mit ihren Bärchen und sie wollte mich nicht mehr überallhin begleiten. Keine Begleitung bedeutete für mich, dass ich Dinge nicht mehr tun konnte, dass sie für mich unerreichbar wurden. Meine Schwester sah sich plötzlich selbst in einem Spiegel an, sie fragte mich, ob ihre Kleider passen würden oder ob ihre Haare schön seien. Sie musste tatsächlich schwer krank geworden sein! Mehr und mehr zog sie sich aus unserer gemeinsamen Welt zurück und ich verlor vollkommen den Halt, da ich in diesen vielen schönen Kinderjahren trotz der intensiven Unterstützung nicht in eine eigene Seins-Kontinuität hatte hineinfinden können. Und so verschwand sie in eine Welt, in die ich ihr nicht folgen konnte. Mein Weltbezug löste sich in wenigen Monaten beinahe vollkommen auf. Es folgte die Phase einer Art inneren Lähmung, die viele Jahre lang anhielt.

Vorgaben sind auch Bezugsfelder

Autistische Kinder können nicht ... – das ist ein Satz, den wir oft hören. Ich aber meine: Autistische Kinder können anders!

Ein Tisch, ein Stuhl, ein Becher, ein Krug. Diese Dinge sind für Menschen ohne Autismus einfach Dinge, die in einem bestimmten Sinne benutzt werden können.

Es ist oft zu beobachten, dass sich ein Kind mit Autismus den Becher bis an den obersten Rand füllt. Manche Kinder sind hier wahre Spezialisten und füllen ein Glas, bis sich die Wasseroberfläche leicht wölbt. Dies tun sie mit einer scheinbar physikalisch unfehlbaren Sicherheit. Auf diese Weise wird das Glas gefüllt, bis der Krug leer ist. Ein Tick oder Zwang? Nein, eine Vorgabe. Kinder mit Autismus verstehen die Welt der Dinge als Vorgaben. Diese Vorgaben benutzen sie nicht gemäß der allgemein als angemessen geltenden gesellschaftlichen Vorstellungen, sondern eher unter Voraussetzung der Möglichkeiten. Ein Glas kann bis zuoberst gefüllt werden. Ein Krug kann geleert werden, bis er eben leer ist. Da sowohl Glas wie auch Krug in der Regel leer im Schrank stehen und auf dem Tisch nur dann erscheinen, wenn sie etwas erfüllen müssen, also mit Inhalt gefüllt sind, ist davon auszugehen, dass der wahre Zustand eines Kruges die Leerheit ist. Das ist autistische Logik. Da der Krug wieder in den Schrank muss, weil er ja sonst immer dort steht, muss er leer sein. Da Vorgaben mit Erwartungen in einem Zusammenhang stehen, und Erwartungen für Kinder mit Autismus nur schwer zu ertragen sind, trinkt es das Glas mit einem Zug aus und füllt es gleich wieder auf, bis der Krug leer ist. Erst dann ist die Erwartung erfüllt und die Vorgabe ebenso. Die meisten Bezugspersonen sagen jetzt: „Trink nicht so schnell, oder iss doch zuerst etwas, bevor du den ganzen Krug leer getrunken hast". Solche Aufforderungen entsprechen nicht den Vorgaben der Gegenstände, sondern den Vorstellungen von Tischmanieren. Diesen Zusammenhang erkennt das Kind mit Autismus nicht. Mein Vorschlag wäre in diesem Fall: Stellen Sie dem Kind einen winzigen Krug und ein winziges Glas auf den Tisch, soviel es eben tatsächlich trinken mag. Ein weiterer Vorschlag: Versuchen Sie die Vorgaben, die an einen Gegenstand gebunden sind, selbst zu erkennen. Dann verstehen Sie das Kind mit Autismus in seinen Handlungsweisen. Dann wissen Sie auch, warum der Staubsauger, nachdem er gebraucht wurde, augenblicklich wieder in dem Schrank verschwinden muss!

Solche und ähnliche Vorgaben lassen dem Kind mit Autismus kaum eine Verschnaufpause. Das Kind wirkt in seinem Tun rastlos und getrieben. Diese Kinder können sich beim Essen oft nicht Zeit lassen und sie können auch nicht genießen. Das „Ziel" dieser Rastlosigkeit ist das möglichst schnelle Erfüllen aller Vorgaben, mit dem Endziel der Entspannung, nach der sich ein Kind mit Autismus oft sehr sehnt. Diese Sehnsucht kann sich beispielsweise dann erfüllen, wenn das Kind im Wasser sein kann (dort lässt sich auch die Schwere des Körpers überwinden), wenn es schaukeln kann oder sonst einer Tätigkeit nachgeht, die sein tiefes Bedürfnis nach Ruhe und Entspannung erfüllt. Kinder mit Autismus brauchen die Unbegrenztheit und Weite. Alles, was solchen Kindern abverlangt wird, erzeugt ein Gefühl der Enge und Begrenztheit.

Eine solche Situation führt dann oft zu einem Ausbruch oder dem Versuch, sich zu entziehen, mit dem Ziel, sich wieder zu befreien und zu entspannen. Hier haben wir es mit dem tiefen Wesen eines Kindes, eines Menschen mit Autismus zu tun, und hier müssen wir Kompromisse finden, die für beide Welten gangbar sind.

Es gibt auch Handlungen, die kein Ziel verfolgen. Solche Handlungen sind sich wiederholende Bewegungen wie zum Beispiel Schaukeln. Das Kind mit Autismus kann sich in solchen Handlungen deshalb so gut entspannen, weil diese Handlungen keine Vorgaben sind und kein anderes Ziel als nur die Handlung selbst haben. Daher ist es absolut notwendig, dem Kind die Möglichkeit zu lassen, sich auf solche Weise zu entspannen, auch dann wenn wir von außen das Gefühl haben, das Kind habe einen Tick oder Zwang. Solange eine solche Handlung weder für das Kind noch für seine Umwelt eine Gefahr bedeutet, muss und soll hier nicht eingegriffen werden.

Leben in einem Seelenraum – wo Grenzen sich aufheben

unernannt sind wir eine ohnegleichen wichtige
menschengruppe
unsere wahrnehmung aus widersinnigen wiederbelebten
geistigen tiefen sieht diese realitaeten anders
ich meine es ist eine seite der realitaet die leider der
normalen wahrnehmung verschlossen bleiben muss
ich glaube im zusammenwirken aller menschen wuerde fuer
diese welt neues und heilendes entstehen
ich appelliere an alle menschen lasst uns mitarbeiten leben
zu gestalten
und nehmt uns auf in eure schulen und universitaeten und
forschungsstaetten
denn unser wissen ist fuer alle menschen wichtig
ich glaube an die heilende kraft der umfassenden liebe

Birger Sellin

Viele Momente und Phasen in einem Leben mit Autismus sind von großer innerer Anspannung geprägt. Was ich aber jetzt hier beschreibe, sind Momente der Entspannung. Solche Momente gab es zum Beispiel auf Abendspaziergängen mit der Familie, wo ich fröhlich voraushüpfte und eine Glückseligkeit empfand, wie sie vielleicht kaum ein Mensch kennt. In diesen Momenten war ich eins mit dem Universum, Gezeiten strömten ineinander, unendliche Räume flossen durch mich hindurch, und es war das Leben selbst, das da hüpfte.

Als Kind hatte ich immer die Gewissheit, dass ich alles weiß, was es im Leben zu wissen gibt, oder dass ich mir dieses Wissen jederzeit aneignen konnte, wenn ich es brauchte. Aneignen bedeutete, dass ich eine Frage in einen unendlichen Raum richtete und die Frage dann wieder vergaß. Die Antwort kam früher oder später, aber sie kam immer. Das Unglaubliche ist, dass ein solches Empfinden auch ein Fundament in einem Menschen bilden kann. Nicht das Fundament, das ein Kind sich mit dem Heranwachsen in Wechselseitigkeit mit seiner Familie und der Umwelt bildet, sondern ein Fundament in einem tiefen Wissen über die Natur der Dinge und der Gewissheit, Teil dieser Ganzheit zu sein, auch wenn es keine Worte gibt, dies je zu beschreiben. Es ist die *Urbeziehung*, in der das Wort und Gott noch Eines sind.

Oder in den Worten von Franz Uebelacker:

Es reicht ein gedanke und du passierst die weltlichen schranken.
Ursache sehr genau sehe ich in absoluter stille in uns,
wir können nicht reden, sammeln unsere wichtigen
würdigen weisheiten aus der ewigkeit, in der köstlich
alles gespeichert ist, was die menschen je wussten
und erlebten, astrein eine sagenhafte weltenchronik,
lesbar für jeden, der in der stille ostentativ ist. vergessen geht absolut nichts in der ewigkeit.

In diesen Worten ist zu erahnen, wie diese Kinder die Welt erfahren. Nicht aktiv in der Mitgestaltung des Spielens, sondern passiv als „Zaungäste". Hier ist auch klar zu erkennen, dass jene Kinder, die in der heutigen Zeit oft als „autistisch" diagnostiziert werden, eigentlich dem absoluten Gegenteil eines Kindes mit Autismus entsprechen, da diese „Medien-Kinder“ vollkommen den Bezug zu diesen geistigen Welten verloren haben beziehungsweise ihn nicht bilden konnten.

Solche Momente in tiefer Verbundenheit mit dem Leben ließen meine Furcht augenblicklich verschwinden. Hier war ich am Urgrund meines Wesens, sicher geborgen im Schoß des Lebens und nichts konnte mir geschehen. Eine solche Sicherheit bekommt ein Kind sonst nur in den Armen eines geliebten Menschen. Mir war ein solches Gefühl des Geborgenseins über die Begegnung mit Menschen nicht möglich. Eine solche Sicherheit bekam ich nur in der Offenheit der Felder, im Schutz der Wälder, in der Klarheit des Wassers und unter der Weite des Himmels. Aus dieser Sicherheit herausgerissen wurde ich durch die Begegnung mit einer unverständlichen Außenwelt. Hier begann mein Vertrauen zu bröckeln und mein Boden schwankte. Sehr früh, wenige Wochen nach meiner Geburt, entwickelten sich Strategien, mich in eine Art Trance zu schaukeln oder mich in Wiederholungen von Mustern zu verlieren, um die tiefe Verlorenheit in dieser menschengemachten, oft abstrakt wirkenden Welt ertragen zu können. Das Gefühl der Verbundenheit erlebte ich nur draußen in der freien Natur oder im Spiel meiner Schwester.

Umgeben von Mauern, in einem Haus, war ich verloren. Ich fühlte mich wie ein Wildtier, das gegen seine Natur als Haustier gehalten wurde.

Später, als ich älter wurde, hatte ich nachts manchmal immer denselben Angstraum: Ich träumte, die ganze Welt sei aus Beton und Plastik, tot und ohne Leben, alles sei unecht, sogar die Menschen mit ihren Gefühlen. Aus einem solchen Traum erwachte ich panisch und zitternd. Die heutige Zeit mit ihrer Art, wie Menschen sich teils durch künstliche Körperteile aus Plastik optimieren, und mit der utopischen Welt der virtuellen Gemeinschaften entspricht den Träumen aus jener Zeit, vor über 45 Jahren.

Ich bin und war auf die Natur angewiesen, nicht so wie ein Mensch es kennt, sondern ganz tief existenziell, im täglichen Erfahren. Ich war angewiesen auf die Weiden mit ihren Blumen und duftenden Kräutern, die Insekten und Vögel, die Bäume und Tiere. Ich musste hin zu diesen Wesen, musste mit ihnen sein, sie hören, riechen, berühren, um mich selbst als Wesen fühlen und wahrnehmen zu können. Wenn dies nicht möglich war, geriet ich in Panik oder verlor einfach das Seins-Gefühl und verschwand im Nichts.

Nachdem meine Schwester in eine für mich unerreichbare Welt verschwunden war, begann ich die Bindung mit der Natur noch zu vertiefen. Die Natur war nun die einzige Beziehung, um im Leben weiter bestehen zu können. In dieser Zeit wollte ich über Jahre in die Wälder ziehen, wollte mich ganz dieser Natur hingeben und aus der Menschenwelt verschwinden. Damals begann ich auch, auf dem Pferd die ganze Gegend zu erkunden. Pferde haben einen sehr guten Sinn für Orientierung, der mir vollkommen fehlte. Mithilfe der Pferde konnte ich mich kilometerweit von Zuhause entfernen, ohne mich zu verlieren. Meine Seins-Wirklichkeit bestand jetzt nur noch in der Gefühls- und Wahrnehmungswelt von Pferden, anderen Tieren, Bäumen und Pflanzen. Dies führte dazu, dass ich mich in dieser Zeit in der Menschenwelt nicht weiterentwickeln konnte. Ich verlor in dieser Phase beinahe die Fähigkeit eines Sprachverständnisses. Damals erlebte ich immer öfter, dass ich mit der Familie am Tisch saß und nicht verstand, was sie sprachen. Ich war davon überzeugt, dass sie in einer Fremdsprache miteinander redeten.

Begegnung ist Dialog

Es wird immer wieder berichtet, dass Eltern autistischer Kinder sich durch das Verhalten des Kindes verunsichert fühlen, da das Kind nicht so reagiert, wie es zu erwarten ist. Zum Beispiel hat meine Mutter gesagt, ich hätte mich ab Geburt gegen Berührung gewehrt und so habe sie Berührung zu vermeiden versucht. Da ich auch den Blick nicht erwidert habe, fanden Menschen oft keinen Anhaltspunkt, ob ich nun auf Empfang war oder nicht, und so wurde auch das Sprechen mit mir wohl öfters vermieden. Mein Verhalten gab den Anschein, ich sei dann am glücklichsten, wenn ich irgendwo rhythmisch schaukelnd, in eine Kiste gepresst verharrend oder auch Farben sortierend am Boden saß. Aus meiner eigenen Sicht betrachtet kam ich eher selten in eine Situation, die mir hätte bewusstmachen können, dass andere Menschen anders wahrnehmen oder andere Bedürfnisse hatten als ich.

So können Verhaltensweisen aufgrund von gegenseitigen Missverständnissen entstehen, die dann in eine Entwicklung führen, die für das Kind eher ungünstig sein kann.

Es geht nicht darum, ein Kind, das nach außen gesehen keinen Kontakt sucht, dann zu einer Interaktion zu nötigen. Vielmehr geht es darum, einem solchen Kind immer wieder die Möglichkeit zu geben, seine Mitwelt und deren Interessen am Kind bemerken zu können. Dies sollten aber angenehme Momente sein, weil sich das Kind sonst eher noch mehr in sich zurückzieht. Es wird bestimmt kein Interesse entwickeln, wenn eine Situation erzwungen wird. Auch beim Kind führt Verunsicherung zu Kontaktstörungen in der Beziehung.

Erwachsene Menschen haben ein Gefühl für Rücksicht. Anderen Kindern hingegen war es piepegal, wenn ich vor Angst erstarrte, zitternd und jammernd irgendwo stand. Dann war es erst recht lustig, mir noch eins aufs Maul zu hauen. Spätestens in solchen Momenten bekommt ein Kind mit Autismus sozusagen den Rest und sein Autismus wird sich prächtig entwickeln. Jetzt beginnen die Strategien, die dann später von außen betrachtet zu sogenanntem herausforderndem Verhalten führen. Welche Herausforderungen ein solches Kind, ein solcher Mensch in seinem Leben alle durchstehen musste, steht leider nicht auf seiner Stirne geschrieben. Wir können also erkennen, dass Dialog und Beziehung zusammengehören, wir können aber auch erkennen, dass Dialog und Beziehung noch nichts über deren Qualität aussagt.

Als ich in die Schule kam, waren da viele Kinder. Es ist mir aber über zehn Jahre nicht gelungen, zu einem dieser Kinder eine tragfähige Beziehung aufzubauen, so wie dies mit meiner Schwester möglich war. In der Schule waren zu viele Kinder und die Kinder haben immer irgendwie etwas gefordert. Ihre Forderungen konnte ich aber aus meiner wahrnehmenden Passivität heraus nicht erfüllen. Auch die Lehrer wussten nichts mit mir anzufangen, obwohl ich zu meinem Klassenlehrer gerne eine Beziehung gehabt hätte, da er ein sehr feiner und achtsamer Mensch war. Aber die Art, wie ich Beziehung brauchte, kann ein Lehrer einem Kind nicht geben, da wären die anderen Kinder dann zu kurz gekommen und der Unterricht hätte in anderer Weise stattfinden müssen. Ich war auf das Erleben eines vertrauten Menschen angewiesen, um selbst erleben zu können. Die Schulzeit war ein endloses Verharren in harten Bänken und ohne Gefühl für Zeit eine einzige endlose Qual.

Es wird immer wieder erwähnt, Menschen mit Autismus würden die Bedürfnisse anderer Menschen nicht verstehen. Kennen Sie die Bedürfnisse autistischer Menschen? Um zu verstehen, was einem anderen Menschen wichtig ist, müssen wir eine Ahnung seiner Lebenswelt haben. Dies bedeutet zu verstehen, welche Ängste, Hoffnungen, Erwartungen oder Wünsche jemand hat. Um von diesen Dingen Kenntnis zu haben, brauchen wir die Beziehung zu einem Menschen und den sprachlichen Austausch, das Mitteilenkönnen unserer Gefühle, Wünsche, Erwartungen und Gedanken. Menschen mit Autismus fehlt es nicht an der Fähigkeit, diese Dinge wahrzunehmen, es fehlt nur an der Möglichkeit zu lernen, um was es bei anderen Menschen geht, oder sich entsprechend mitteilen zu können. Menschen mit und ohne Autismus leben also aus einer vollkommen anderen Selbstwahrnehmung heraus, woraus sich sehr unterschiedliche Bedürfnisse ergeben. Es reicht nicht, Mimik und Gestik wahrzunehmen, es braucht auch eine erlernte Kenntnis, was diese bedeuten. Diese Erkenntnis ergibt sich aus der gemeinsamen Lebenswelt, die Menschen ohne Autismus teilen. Sie leben in einem gemeinsamen Verständnisraum der Welt, der von Mensch zu Mensch zwar variiert, aber meist in einem bestimmten Rahmen bleibt, der nachvollzogen werden kann. Diese Voraussetzung haben Kinder mit Autismus nicht, da sie, wie wir gesehen haben, von Beginn ihres Lebens an eine andere Art der Verbindung in diese Welt hinein herstellen müssen.

Ein Beispiel: Wenn meine Schwester traurig war, dann ging es mir sehr schlecht. Ich begann zu jammern, wälzte mich auf dem Boden oder biss in meine Hand und riss an meinen Haaren, oder ich verschwand in einem Schrank. Ich wollte, dass sie augenblicklich aufhört traurig zu sein. Wenn ich selbst traurig war, dann war dies nach außen nicht zu erkennen. Ich war dann einfach ganz still und verharrte, bis die Trauer vorüber war. So haben beide, meine Schwester und ich durch die jeweils andere eigentlich nie das erfahren, was allgemein als Trost verstanden wird. Aber ich habe ihre Trauer wahrnehmen können, während meine Schwester meine Trauer in der Regel nicht wahrnahm, denn mein nach außen sichtbarer Ausdruck war absolut passiv. Meine Innenwelt der Empfindungen hingegen war unglaublich lebendig und intensiv. Da ich aber innen und außen nicht unterscheiden konnte, war mir nie bewusst, warum andere Menschen meine Befindlichkeit nicht erkennen konnten.

Menschen ohne Autismus haben Gefühle, die sie in der Regel selbst betreffen, oder sie sehen die Not eines anderen Menschen und haben Mitleid, weil sie selbst auch schon eine ähnliche Situation erfahren haben. Menschen mit Autismus erfahren sich selbst nicht in derselben Weise und Trauer entsteht bei ihnen durch andere Ereignisse, aber ganz bestimmt nicht, weil sie von einem geliebten Menschen abgewiesen oder gekränkt werden. Diese Form von „persönlich" existiert nicht. Es gibt bei diesen autistischen Menschen kein Ich, es gibt nur Wir beziehungsweise empfindendes Sein. Meine Trauer war immer eine „Weltentrauer" und keine persönliche Trauer, oder es war die Trauer, weil es jemand anderem nicht gut ging. Ich litt an der Zerstörung der Natur, ich litt an der gefällten Eiche, litt an der überfahrenen Katze, an der schlechten Luft und ich litt am Hunger der Menschen in Afrika und am Krieg in Jugoslawien. Ich litt aber nicht, als meine Großmutter starb.

Manchmal haben wir es bei Menschen mit Autismus mit Dialog zu tun, ohne uns dessen bewusst zu sein. Diese Form des Dialogs können Menschen, die der Sprache mächtig sind, nun wirklich kaum nachvollziehen.

Neulich war ich bei einer Beratung, es ging darum, dass ein Mann mit Autismus „provoziert", indem er Geschirr auf den Boden fallen lässt und dann die Begleitperson erwartend anschaut. „Der provoziert uns absichtlich!" „Er schaut so schadenfreudig!" Und dann gibt es eine Strafe, Sanktionen, Konsequenzen oder ähnlich abstrakte Dinge. Wenn ich dann sage, dies sei eine Form des Dialogs, die dieser Mann offenbar erlernt hat, ringen die Fachpersonen in der Regel erst einmal nach Luft.

Weiter oben habe ich von den „einfachen Gefühlen" autistischer Menschen gesprochen. Schadenfreude und provokantes Verhalten sind komplexe Gefühle und sie setzen ein Gefühl voraus von sich selbst als Person, die eine andere Person damit in Rage bringen will oder sonst eine Erwartung an den anderen Menschen hat. Es geht aber um Macht, beziehungsweise um das Machen, also darum, etwas beim anderen Menschen erzeugen und bewirken zu wollen. Gefühle entstehen in der Regel zwischen den Menschen oder zwischen dem Menschen und der Natur und der Welt. Gefühle sind an das dialogische Prinzip gebunden. Bei Menschen mit Autismus dienen Gefühle des anderen Menschen aber auch ganz klar dazu, sich selbst in der Begegnung wahrnehmen zu können (zum Beispiel das Spiel meiner Schwester, das mir ermöglichte in diese Welt einzutauchen). Daher ist es eine klare Einladung, wenn ich ganz einfach einen Teller fallen lassen kann und dadurch beim anderen Menschen Wut erzeuge. Wut ist ein starkes und klares Gefühl, das mich in meiner Selbstwahrnehmung unterstützt (passive Teilnahme). Und weil es so schön war, den anderen Menschen und mich selbst mit ihm zu spüren, lasse ich gleich den nächsten Teller fallen. Nicht mit der Absicht zu provozieren (oder den Teller kaputtzumachen), sondern einzig und allein, um mich in der Begegnung mit diesem wütenden Menschen auch selbst wahrnehmen zu können, im Dialog zu sein.

Doch dann geschieht etwas anderes. Der Mensch mir gegenüber traut mir nicht mehr und erwartet ständig, dass ich einen Teller fallen lasse. Ich möchte mich aber jetzt nicht durch die Wut des anderen selbst wahrnehmen, vielleicht möchte ich einfach nur am gedeckten Tisch sitzen. Doch die misstrauische Erwartung des anderen Menschen ist so stark, dass ich wieder einen Teller nehmen werde und diesen fallen lasse. Dieser Erwartung kann ich mich nicht entziehen, da der Wille (die Erwartung) des anderen Menschen stärker ist als mein eigener Wille. Ich nehme den Teller und lasse ihn fallen. Dann kommt die Wut, die ich aber jetzt nicht will, ich versuche zu sagen, dass ich nicht anders konnte, dass es mir leidtut, aber er hört mir nicht zu, kann es nicht verstehen, ist einfach nur wütend. Das ist ein Dilemma!

Ich rate dazu, auf solche „Provokationen" nicht zu reagieren. Ich rate, den Teller ohne Kommentar aufzulesen und sich dann auf das gemeinsame Abendessen zu freuen und voller Begeisterung (ein starkes Gefühl) zu essen.

Das Essen kann auch durchaus auf dem Boden auf einer Decke stattfinden, dadurch fällt der Teller nicht so tief und wir können eine Situation herstellen, die den Druck der Wiederholung herausnimmt.

Es ist wichtig, dass wir die Kontaktangebote, die teilweise tatsächlich schwer zu verstehen sind, wahrnehmen können.

Wenn uns ein Mensch mit Autismus mit strahlendem Gesicht kneift oder einen Teller fallen lässt, können wir aber davon ausgehen, dass es darum geht, mit uns in Kontakt zu sein, und nicht darum, zu provozieren oder Schmerzen zuzufügen. Jetzt liegt es an mir, ihm ein alternatives Kontaktangebot zu machen, wie wir uns begegnen und wahrnehmen können, ohne dabei Geschirr zu zerschlagen oder zu kneifen. Hier begegnen wir einer Form des Dialogs, die wir mitgestalten können.

Kneifen kann auch bedeuten, dass uns der Mensch mit Autismus nicht wahrnehmen kann, respektive sich selbst in der Beziehung oder Begegnung nicht wahrnimmt. Hier ist es dann wiederum an uns, uns klar zu zeigen und ganz und gar in der Begegnung zu sein, damit wir wahrgenommen werden können und somit Seins-Erfahrung und Sicherheit vermitteln.

Das Wort in seinem Werden und die Erfahrungswelt des Autismus

fremdweltsprache (sprache der menschen ohne autismus) verstehen ist kein lernen wie es eine fremdsprache fordert. denn auch eine fremdsprache bedient sich der kommunikationsregeln, diese sind für alle menschen gleich. fremdweltsprache zu verstehen, würde für einen heimatweltmenschen (mensch ohne autismus) bedeuten, er lernt die sprache einer fremden spezies, zum beispiel die sprache der delphine.

wir wenigen von der anderswelt (mensch mit autismus) haben eine große aufgabe, wenn wir uns vornehmen, die fremdweltsprach zu erlernen. wir haben meist niemanden, der uns die sprache und ihre regeln erklärt. wir lernen am schmerz unseres andersseins und unseres scheiterns.

viele von uns entschließen sich für immer für den rückzug und erwerben sich keine fremdweltsprache. sie bleiben stumm unter uns. manche von ihnen haben es in ihren jungen jahren versucht und sind gescheitert, haben vielleicht verletzungen erlitten und aufgegeben. aber manche von uns besitzen ein unerschütterliches wesen und geben niemals auf, fremdweltsprache zu lernen.

Niva

Um die Tiefe der Dringlichkeit von Sprache und Wort in der Menschwerdung zu verstehen, ist es notwendig, „in den Anfang" zurückzugehen. Nicht aus religiöser Absicht, sondern weil es eine tiefe Wirklichkeit des menschlichen Wesens ist: Das Wort und seine *Fleischwerdung*. Da solche Kenntnis gerade bei Menschen, die in gewisser Weise aus unseren kulturellen Gepflogenheiten herausfallen, von großer Bedeutung sein kann, möchte ich dieses Verständnis hier nach dem Johannesevangelium wiedergeben.

Im Anfang war das Wort
und das Wort war bei Gott,
und das Wort war Gott.
Dieses war im Anfang bei Gott.
Alle Dinge sind durch dasselbe geworden,
und ohne das Wort ist auch nicht eines geworden, das geworden ist.
In ihm war Leben, und das Leben war das Licht für die Menschen.
Und das Licht scheint in der Finsternis, und die Finsternis hat es nicht angenommen.

Wenn Sie diesen Text lesen, denken Sie vielleicht darüber nach, was er bedeuten könnte. Aber hier sind die Dinge bereits Wort, also müssen wir bestimmte Worte sinnbildlich auf ihren Ursprung zurückführen. *Im Anfang war das Wort* (die schöpferische Ur-Kraft), *und das Wort war bei Gott* (das Bewusstsein), *und das Wort war Gott* – das meint: die schöpferische Ur-Kraft war eins mit dem Bewusstsein.

Dieses war im Anfang bei Gott. Alle Dinge sind durch dasselbe geworden, und ohne das Wort ist auch nicht eines geworden, das geworden ist.

In diesen Worten kann verstanden werden, dass alle Dinge aus demselben Urgrund bestehen. (Diese Aussage kann auch ohne Weiteres auf die moderne Wissenschaft übertragen werden). Die Unterschiedenheit entsteht erst durch die Erkenntnis der Vereinzelung respektive durch das Wort. Kosmisch gesehen gibt es die Unterschiedenheit nicht.

In ihm war Leben, und das Leben war das Licht für die Menschen.

Das Wort war das Leben und das Licht für die Menschen. Dies ist der Moment der Bewusstwerdung des Menschen. In der Psychologie ist dies der Moment, wo ein Kind zum erstem Mal *Ich* zu sich selbst sagt. Erst hier wurde sich der Mensch seines Lebens, seiner selbst bewusst. Im Licht des Bewusstseins erkennt der Mensch die Welt, die ihn umgibt, und sagt *Du,* und durch die Welt erkennt sich der Mensch selbst und sagt *Ich*. Dieses Ich hat sich am Du erkannt, im Dialog mit der Welt (Buber), und erst hier geschieht die Unterschiedenheit im Bewusstsein des Menschen. Der Mensch erkennt die Welt und die Welt wird zu seiner Erkenntnis.

In ihm war Leben, und das Leben war das Licht für die Menschen.
Und das Licht scheint in der Finsternis, und die Finsternis hat es nicht angenommen.

„In ihm war Leben". „*Ihm*" verstehe ich hier als das Wort. Im Wort war Leben und das Leben war das Licht für die Menschen. In diesem Moment entsteht die Unterschiedenheit, die Dualität, und erst hier erkennt der Mensch seine Endlichkeit.

Somit gibt aber auch das Wort dem Menschen das Leben, respektive die Erkenntnis des Lebens.

Es bezieht sich hier auf das Licht. Die Finsternis hat das Licht nicht angenommen. Was aber ist die Finsternis? Hier ist eigentlich das geschehen, was in der Bibel mit der Vertreibung aus dem Paradies gemeint ist: Der Mensch hat durch das Wort, also das Erkennen seiner selbst, das Bewusstsein für die Einheit oder Gott verloren. Dieser „Bewusstseinsverlust" ist die Finsternis. Gleichzeitig ist es aber auch die Geburt des menschlichen Bewusstseins. Vielleicht ist hier so etwas gemeint wie *Stirb und werde*, einfach im umgekehrten Sinne wie wir es heute verstehen würden, indem wir unser Ego überwinden und wieder in die ganzheitliche Wahrnehmung einkehren.

Hier zeigt sich, dass sich das Bewusstsein des Menschen durch die Selbsterkenntnis vollkommen verändert hat. Der Mensch ist ein „Weltenbürger" geworden.

Dadurch, dass Eva und Adam vom Baum der Erkenntnis gegessen haben, bekamen sie die Fähigkeit der Erkenntnis der Unterschiedenheit. Hier waren sie nicht mehr in der Einheit mit Gott (Paradies) sondern von Gott getrennt.

(...) und die Finsternis hat es (das Licht) nicht angenommen.

In der Selbsterkenntnis tritt dann die göttliche Einheit, von der der Mensch Teil ist, sozusagen in den Schatten, und der Mensch verliert dieses Bewusstsein.

In dieser Betrachtung wird das Wort absolut zentral, um als erkennendes, teilhabendes Wesen in die Welt der Erscheinungen (von der Einheit zur Unterschiedenheit) und damit in eine wechselseitige Beziehung mit dieser Welt zu treten. Hier wird der Mensch ein Wirkender und sein Wirken wird zu seiner Wirklichkeit.

Oder in den Worten von Novalis: „Wenn ein Mensch geboren wird, dann stirbt ein Geist".

Adam und Eva haben sich ab diesem Moment gefürchtet und sie wurden sich ihrer Nacktheit (Verletzlichkeit und Sterblichkeit, aber auch ihrer Unterschiedenheit) bewusst. Die Finsternis hat das Licht nicht angenommen. Umgekehrt hat auch das Licht die Finsternis nicht angenommen. Dies bedeutet, dass die göttliche Einheit, die Schöpfungskraft oder das Lebensprinzip, selbst nie ihren Bestand verloren hat. Der Mensch aber hat den Bezug durch die Ichwerdung beziehungsweise Menschwerdung verloren und lebt somit in der Finsternis, im Schatten der Einheit, im Schatten eines allumfassenden Bewusstseins, da er dies nicht mehr als Einheit erkennen und erfahren kann; dies mit dem Gefühl des Getrenntseins (der Dualität) von seinem Ursprung, als Gott und Wort noch ein und dasselbe waren. Gleichzeitig wird ihm das Wort aber zum Licht, in dem er sich selbst und die Welt erkennt.

Das Paradies ist die Symbiose, die Einheit, der ungetrennte Zustand, das *Sein*.

Der Sündenfall bedeutet somit das Suchen der Religio (Rückverbindung) in diese Einheit.

Aber was ist dann der Sinn der Bewusstwerdung des Menschen?

Ist der Mensch die Sehnsucht Gottes, jenes Erfahrende, das Gott nicht sein kann? Dann wären aber alles Lebendige in diesem Sinne zu verstehen und jede Verletzung des Lebensprinzips wäre ein Frevel am Göttlichen.

Der Mensch, so wie er in diesem, sagen wir, „biblischen" Zustand beschrieben wird, entspricht natürlich nicht mehr dem heutigen Menschen, auch nicht dem heutigen Menschen mit Autismus. Aber es erscheint beinahe so, als wäre der Mensch mit Autismus ein Wesen, welches an diesen vorzeitlichen Zustand des Menschen erinnert. Und da es so sein könnte, dürfen wir danach fragen, warum wir an diese Möglichkeit *Mensch zu sein* ganz besonders in dieser heutigen Zeit erinnert werden?

„Drei sind die Sphären, in denen sich die Welt der Beziehungen errichtet.

Die erste: das Leben mit der Natur. Da ist die Beziehung im Dunkel schwingend und untersprachlich. Die Kreaturen regen sich uns gegenüber, aber sie vermögen nicht zu uns zu kommen, und unser Du-Sagen zu ihnen haftet an der Schwelle der Sprache.

Die zweite: das Leben mit den Menschen. Da ist die Beziehung offenbar und sprachgestaltig. Wir können das Du geben und empfangen.

Die dritte: Da ist die Beziehung in Wolke gehüllt, aber sich offenbarend, sprachlos, aber sprachzeugend. Wir vernehmen kein Du und fühlen uns doch angerufen, wir antworten – bildend, denkend, handelnd: Wir sprechen mit unserem Wesen das Grundwort, ohne mit unserem Mund Du sagen zu können." (Buber, Das dialogische Prinzip, 1979, S. 10)

Die Erkenntnis des Menschen von sich selbst hat den Menschen (im Bewusstsein) zwar aus der Einheit des Seins hinausgeworfen, dadurch hat sich aber das Seiende nicht verändert. Nur der Mensch hat sein Bewusstsein verändert (oder sogar verloren). Er hat vergessen, was er tatsächlich ist: nämlich das Licht (das lebendige Bewusstsein), das Seiende selbst, oder die Natur als manifestiertes Licht. Dies ist der Preis der Selbsterkenntnis des Menschen als *Ich bin*. Dieser – sagen wir einmal

–Skandal der Selbsterkenntnis hat aber gleichzeitig den Menschen zu dem werden lassen, was er ist. Oder anders gesagt: er hat ihn auf den weiteren Weg der Menschwerdung geschickt.

Es gibt den Begriff des Wortes in seiner tiefen Bedeutsamkeit, so wie es im Johannes-Evangelium steht; wir haben dieses Wort betrachtet. Was aber ist das Wort? Und warum ist das Wort für dieses Buch von so großer Bedeutung? Viele Menschen mit Autismus leben ohne das *„fleischgewordene Licht"*, also ohne das bewusste *Ich.* Wo kein Ich erkannt wird, werden auch kein Du und kein Es erkannt, sagt Buber. Hier nähern wir uns dem Kern des Autismus an, so wie ich ihn in meinem ersten Buch *Das fragile Gleichgewicht zwischen Sein und Nichtsein* (2020) bereits erwähnt habe. Wo kein Ich ist, ist nicht-sagendes Sein. Ich und Wort stehen somit in einem tiefen Zusammenhang, denn wer nicht Ich sagen kann, dem, so scheint es, bleibt die Welt verstellt.

„(…) Geist ist Wort. Und wie die sprachliche Rede wohl erst im Gehirn des Menschen sich wortet, dann in seiner Kehle sich lauten mag, beides aber sind nur Brechungen des wahren Vorgangs, in Wahrheit nämlich steckt die Sprache nicht im Menschen, sondern der Mensch steht in der Sprache und redet aus ihr". (Buber, S. 41) Mit der Sprache beginnt der Mensch aber auch die Welt zu „sortieren". Nicht eigentlich mit den einzelnen Begriffen, sondern bereits in der Erkenntnis von sich selbst und der Wahrnehmung der eigenen Unterschiedenheit von sich und der dinglichen Welt. Die Bezeichnung der Dinge hat aber immer einen Bezug zum Menschen selbst, da der Mensch das Zentrum des Erlebens dieser Verbindungen und Bezüge ist. Und das Benennen der Dinge macht nur dann Sinn, wenn es andere Menschen gibt, mit denen ich etwas teilen (mitteilen) möchte. Wer in der Einheit lebt und als Einzelung sich nicht aus der Ganzheit herauslöst, braucht kein Wort.

So löst sich der Mensch ohne Autismus selbst als „Ding" aus einer Ding-Welt heraus in die Einzelung (Buber). Der Mensch mit Autismus aber bleibt in der Ganzheit: „Nur das Schweigen zum Du, das Schweigen *aller* Zungen, das verschwiegene Harren im ungeformten, im ungeschiedenen, im vorzunglichen Wort, lässt das Du frei, steht mit ihm in der Verhaltenheit, wo der Geist sich nicht kundgibt, sondern ist." (Buber, S. 42) Diese Worte sprechen direkt den „autistischen Zustand" in seinem Kern an. Hier liegt dieses Phänomen des Menschen mit Autismus offen.

Das Wort hat aber auch den Sinn, sich zum einen der dinglichen Welt begrifflich bedienen zu können. Zum anderen ergibt sich dadurch aber auch eine Verlässlichkeit, Sicherheit und eine strukturierte Ordnung der Dinge, eine Weltordnung. Worte haben die Welt aus dem Tohuwabohu des „vorwortlichen" Zustands gehoben.

„Alles ist durch dasselbe geworden und ohne das Wort ist auch nicht eines geworden, das geworden ist." So ist die „Schöpfungsgeschichte" auch ein Sinnbild für die Erkenntnis des Menschen. Es geht hier keinesfalls darum, dass Gott die Welt erschaffen hat, sondern dass der Mensch die Welt und sich selbst erkannt hat.

Aus dieser Betrachtung heraus können wir uns leichter in die Wahrnehmungswelt eines Menschen mit Autismus versetzen, wenn dieser zum Ausdruck bringt: „Die Welt erscheint mir wie ein unbegreifliches Chaos, ein Tohuwabohu." Diesen Prozess, wie er oben durch die Evolution (das Wort und seine Fleischwerdung) des Menschen geschildert ist, durchläuft jeder Mensch in der Entwicklung, in seiner Kindheit. Jedes Kind wird erst einmal ohne das Wort geboren und erlangt durch im Zuge der Entwicklung mit und an seiner Welt, die Begrifflichkeit (ergreifen/begreifen), das Werden (handeln/sich aneignen), das Wort (Bedeutung) und die Sprache (Kommunikation) in einem dialogischen Prozess.

Eine Frage steht noch offen. Beinahe alle nichtsprechenden Menschen mit Autismus können zwar selbst nicht sprechen, verstehen aber Sprache. Diese Tatsache bestätigt die Worte von Martin Buber, wenn er sagt, Geist sei Wort. „Die Sprache steckt nicht im Menschen, sondern der Mensch steht in der Sprache." Sprache verstehen ist in ihrem Charakter passiv, selbst zu sprechen ist eine aktive Handlung. Wir haben gesehen, dass Menschen mit Autismus in ihren Äußerungen in einer passiven Art am Leben teilhaben, wogegen ihre Innenwelt sehr aktiv ist. Sprache zu verstehen, fordert noch nicht, die Dingwelt zu einzeln. Sprache verstehen bedeutet, dass wir erst einmal im Geiste verweilen dürfen.

Worin liegt die Schwierigkeit der Sprache bei Menschen mit Autismus?

In der Sprachfähigkeit von Menschen mit Autismus unterscheide ich vier Grundformen:

- stumm,
- stumm-schreibend,
- stumm-sprechend und
- sprechend.

Das Erlernen von Sprache erfolgt oft über:

- Wahrnehmung/Selbstwahrnehmung,
- Denken,
- Schreiben und
- Sprechen.

Als stumm-sprechende Autistin, die in die Wortwerdung hineingefunden hat, kann ich diesen Weg beschreiben. Es ist davon auszugehen, dass auch stumme Menschen Sprache verstehen, und oft ist dies auch einfach zu erkennen, wenn sie auf Worte reagieren. Das gilt zum Beispiel auch für Kleinkinder, die schon lange, bevor sie selbst sprechen können, Sprache verstehen. Es gibt aber auch Menschen mit sogenanntem atypischen Autismus, zum Beispiel Menschen mit einem postencephalitischen Syndrom. Bei diesen Menschen kann dann die neuronale Spiegelfunktion tatsächlich ausfallen oder stark fragmentiert sein, was zu einem fehlenden Sprachverständnis führen kann.

Menschen mit Autismus, die bis ins Erwachsenenalter nie gesprochen haben, bleiben in der Regel ein Leben lang stumm. Manchmal kommt es vor, dass ein Kind mit „Verspätung“ zu sprechen beginnt, dann sind die Prognosen für eine gute Sprachfähigkeit meist sehr gut. Aber auch diese Kinder können stumm-sprechende Menschen sein. Stumm-sprechend nenne ich es dann, wenn das Kind kaum eigene Worte (Gedankenbilder, die in Worte übersetzt werden) hat, sondern Worte und ganze Sätze (und Monologe) auswendig lernt und mit diesen mehr oder weniger situationsgerecht kommuniziert. Auch die Echolalie, also das anscheinend mechanische Nachsprechen vorgesprochener Worte oder Sätze, gehört in diesen Bereich hinein. Manche Menschen, die stumm bleiben, sind aber fähig, mit oder ohne Unterstützung zu schreiben. Meine Innenwelt habe ich zuerst schreibend geäußert, bevor ich fähig wurde, diese auszusprechen. Über alles, was die Außenwelt betraf, war ich fähig zu sprechen.

Hier kristallisiert sich für Menschen mit Autismus ein besonderes Problem heraus. Denn der Weltbezug durch das „Wort“ mit dem Ichbewusstsein als kontinuierliches Sein, welches sich der Welt gegenüber erkennt, kann sich bei Menschen mit Autismus nur ungenügend vollziehen, da diese sich auf eine ganz andere Weise in Beziehung mit der Welt erleben.

So kann ich mir Sprache nicht erschließen, denn Sprache und Wort bedeutet, in diese hinein zu *erwachen*. Das Auswendiglernen von Worten und Sätzen ist noch nicht Wortwerdung (das kann in begrenzter Weise auch ein Papagei).

Als junge Frau habe ich sehr viel Text auswendig gelernt, aber ich stand nicht in der Sprache, in mir blieb es stumm. Sprechen fühlt sich dann so an, als würden Sie einen Text aus einem Reiseführer ablesen und diesen Text in unverständlichen Silben artikulieren, um zu fragen, wo es hier zum Strand geht.

Um die tiefe Dramatik im Nicht-sprechen-können vielleicht noch zu verdeutlichen, gebe ich Ihnen ein biografisches Beispiel: Mit 18 Jahren lebte ich bei einem Freund und seiner Mutter. Wir saßen am Tisch, der Wasserkrug stand für mich unerreichbar auf der anderen Seite des Tischs. Jetzt hatte ich Durst, konnte aber nicht sagen, dass ich etwas trinken wollte, oder fragen, ob mir jemand das Wasser reichen könne. Hier zu erklären, wo die Problematik bei der autistischen „Stummheit" liegt, ist unglaublich schwierig, da sie selbst vom betroffenen Menschen nicht wahrnehmbar ist. Dies kann ich erst heute erinnernd versuchen, wo ich mich selbst besser wahrnehmen kann. Ich war damals fähig zu sprechen, ich kannte alle Gegenstände mit ihrem Namen und ich konnte Worte artikulieren. Was ich nicht konnte, war mich mitzuteilen. In dem Moment, wo ich etwas in Bezug auf mich selbst hätte äußern sollen, zerstäubte dieses Selbst in Schall und Rauch und es hinterließ eine tiefe Erschütterung. Der Ton, der aus meinem Mund kam, dröhnte noch über Stunden immer wieder in der Erinnerung in meinen Ohren. Ein traumatisches Erlebnis, das dazu führte, dass ich mich selbst wieder stabilisieren und aus der Erstarrung holen musste, durch Schaukeln, an den Kopf schlagen, in die Arme kneifen oder beißen oder einfach durch Loslaufen. Da war es leichter zu ertragen, einfach durstig zu bleiben. Hätte ich alleine am Tisch gesessen, so wäre ich aufgestanden und hätte den Krug selbst geholt, was mir aber in Anwesenheit dieser Menschen nicht möglich war, da dies eine andere Sichtbarkeit im Raum hinterließ und eine Reaktion erzeugen konnte, der ich mich dann vielleicht nicht gewachsen fühlte. Hier liegt im Menschen mit Autismus eine oft unüberwindbare innere Hürde, die das Sprechen (oder auch Handeln) verhindert, auch wenn es grundsätzlich möglich wäre.

Vor vielen Jahren habe ich eine wundersame Geschichte gelesen: *Stein und Flöte* von Hans Bemmann (1922–2003). Im Verlauf der Geschichte wird der Held namens Lauscher zu einem Faun (eine Mischung aus Mensch und Ziege), und ab diesem Moment scheut er sich, bei Tageslicht in die Offenheit der Landschaft zu treten. Er geht immer geduckt durchs Unterholz und bevorzugt die Dämmerung, um sein Versteck zu verlassen. Damals dachte ich, ich sei wahrscheinlich auch ein Faun, denn genau so fühlte sich mein Leben an: „Wie fühlt sich einer, der auf gespaltenen Hufen durch den Wald stelzt, bockszottig von den Hüften abwärts und herausgefallen aus seiner Geschichte mit den Menschen? Wie denkt er? Denkt er überhaupt noch? Wie weit ist ihm die tierische Art bis ins Hirn gestiegen? Mag sein, dass er anfangs noch gedacht und gehandelt hat wie jener Lauscher, der er einmal gewesen war, aber eine solche Verwandlung bleibt wohl auf die Dauer nicht ohne Nachwirkungen." „(…) sobald er einen Schritt aus dem schützenden Dach der Bäume herausgetreten war, überfiel ihn jäh eine unnennbare Angst vor der freien Fläche und zwang ihn zurück zwischen die Stämme."

Unverständlich für Außenstehende ist auch, dass ein Handeln in Anwesenheit anderer eine andere Bedeutung hat, weil hier durch die anderen Menschen eine andere Selbstwahrnehmung und Aufmerksamkeit im Raum ist, die für mich Handeln damals zum Teil nicht zuließ. Wäre ich alleine gewesen, dann würde diese Art der Selbstwahrnehmung nicht erscheinen. Das ist nicht einfach zu verstehen. Damals arbeitete ich in einem Geschäft für Künstlerbedarf und es war weniger problematisch, die Kunden zu beraten (auswendig gelernter Text). Diese Gespräche waren reine Fachgespräche und ich musste nicht „aus dem schützenden Dach der Bäume heraustreten".

Mit meiner Schwester konnte ich mich oft auch ohne Worte verständigen, oder ich musste nur Einzelworte oder gar nur Laute sagen, die sie dann als Information richtig verstand, sodass sie darauf reagieren konnte. Viele unserer Gespräche waren ritualisiert. Wir hatten viele Zeichen, die nur wir verstanden. Meine Schwester wuchs daher sozusagen zweisprachig auf: sie sprach die ganz normale Sprache mit der Familie und anderen Menschen und mit mir sprach sie „Autistisch".

Als meine Schwester andere Interessen entwickelte und ich sie nicht mehr als „Sprachrohr" zur Verfügung hatte, wurde mein Leben ziemlich schwierig. Damals hätte ich mir Piktogramme oder ein Sprachausgabegerät (einen Talker) gewünscht. Damals gab es aber keine solche Hilfsmittel. Wenn ich so etwas gehabt hätte, so vermute ich, würde ich heute vielleicht gar nicht sprechen. Warum auch? Aber die Tatsache, dass ich mich dann nur sehr eingeschränkt mitteilen konnte, „zwang" mich in die Sprache beziehungsweise in das Schreiben.

Es ist mir bewusst, dass ich mir mit diesen Aussagen keine Freunde bei Fachpersonen der unterstützten Kommunikation (UK) mache. Ich möchte hier auch auf keinen Fall etwas Allgemeingültiges verkünden oder jemanden vor den Kopf stoßen: Aber meine Vermutung ist, dass es unter den nichtsprechenden Kindern auch solche Kinder gibt, wie ich eines war, die ohne diese Hilfsmittel eher in die Sprache finden. Es gibt aber auch viele autistische Kinder, die es nicht können, wenn sie keine Unterstützung in diese Richtung bekommen. Wichtig wäre daher, nicht zu früh mit solchen Hilfsmitteln zu beginnen, sondern erst dann, wenn eine verbale Sprachäußerung sehr wahrscheinlich nicht mehr von selbst entstehen wird. Damit möchte ich sagen, dass durch unterstützte Kommunikation in seltenen Fällen Sprache auch verhindert werden kann.

Sprache und Worte sind für manche dieser Kinder unglaublich beengend und begrenzend. Daher ist es aus dieser Perspektive leichter nachvollziehbar, warum wir Sprache besser in Situationen der Bewegung und Entspannung anbahnen können und sollten und nicht in Situationen, die für das Kind bereits eine Herausforderung darstellen, zum Beispiel, wenn es uns gegenübersitzt und bereits unsere Aufmerksamkeit aushalten muss.

Als ich etwa 27 Jahre alt war hatte ich das Bedürfnis, Menschen kennenzulernen und mit ihnen Zeit zu verbringen. Als eine solche Freundin zum ersten Mal bei mir zu Besuch war fragte ich: „Möchtest du Tee?“ Dann fragte ich: „Was sind deine Hobbys?“ Gefolgt von: „Heute regnet es.“ Sie sah mich an und sagte: „Komm, erzähl doch mal etwas von dir.“ Aber ich hatte doch schon alles, was ich von mir wusste, erzählt.

Als erwachsene Frau in einer Therapie zusammen mit nicht-autistischen Menschen mussten wir am Ende einer Sitzung immer an einer Befindlichkeitsrunde teilnehmen. Da ich keine eigenen Worte hatte und Empfindungen nicht in kognitiver Weise wahrnehmen konnte, blieb es in mir stumm. Da habe ich angefangen, mir Einzelteile aus den Sätzen der anderen Teilnehmenden zu merken und diese zu einer „eigenen Rede“ zusammenzufügen. Was dabei herauskam, tönte in der Regel sehr beeindruckend, aber es sagte nichts über mein Befinden aus.

Es ist verständlich, einem Kind, das nicht spricht, Bildchen auf den Tisch zu legen, auf diese zu zeigen und dann *Haus,*

Baum, und *Apfel* bei den entsprechenden Bildchen zu sagen. Dadurch lernt das Kind im besten Falle, auswendig zu buchstabieren, was durchaus als Erleichterung und Fortschritt gesehen werden kann und soll. In der Sprache zu *stehen*, ist aber ein ganz anderer Prozess. In der Sprache stehen, geschieht nicht auf diese Weise, obwohl das Aussprechen-können, also das Artikulieren, auch erlernt werden muss.

„Die Polyvagal-Theorie (Porges 2011) erklärt, dass das menschliche Gehirn aus zwei Systemen, einem älteren (dorsaler Vagal-Komplex) und einem neueren System (ventraler Vagal-Komplex), zusammengesetzt ist. Die älteren Schaltkreise dienen dem Überleben, sie aktivieren bei Gefahr die Reaktionen Kampf, Flucht oder auch Dissoziation (Erstarrung). Die neueren Schaltkreise dagegen helfen, Sozial- oder Bindungsverhalten zu zeigen und in konstruktiven Kontakt mit anderen zu treten. Befriedigende soziale Kontakte können also nur gebildet werden, wenn der neuere ventrale Vagal-Komplex aktiv ist. Bei Gefahr, Angst und Unsicherheit drängen sich jedoch die Defensiv-Strategien des älteren dorsalen Vagal-Komplexes vor und verhindern gleichsam prosoziales Verhalten (Porges 2011)." (Theraplay: *Schwierige Kinder Journal* Nr. 83, 1. 2021)

Kinder können nur dann lernen, wenn nicht ständig das „Angstsystem" aktiv ist, welches nicht nur das Bindungsverhalten, sondern auch die Fähigkeit unterbindet und stört, in einen Dialog zu finden und zu kommunizieren. Weiter oben habe ich die Wahrnehmung eines Kindes geschildert, das mit Autismus geboren wird. Bei mir war es eine anhaltende Erstarrung, andere Kinder gehen in einen andauernden Kampf- oder Fluchtmodus. Unter solchen Bedingungen kann ein Kind nicht lernen, alles in ihm ist auf Abwehr, Überleben und

Schutz eingestellt, es zieht sich zusammen. Wollen wir Sprache bei einem solchen Kind anbahnen und wir setzen uns dazu einem solchen Kind gegenüber, dann ist schon dies in der Regel eine Überforderung für dieses Kind, es wird nicht lernen können. Lernen kann dieses Kind nur in der Entspannung, also dann, wenn es Dinge tut, die es mag. Es hat sich gezeigt, dass manche Kinder mit Autismus auf einem Pferd reitend sprechen können (Bewegung regt die neuronale Tätigkeit an und hilft dem Kind durch den Rhythmus, sich zu entspannen) und sobald das Kind wieder vom Pferd steigt, hat es keinen Sprachzugang mehr. Anstelle eines Pferdes helfen manchmal auch eine Schaukel oder ein Trampolin, auf dem das Kind springen kann. Solche aktiven und lustvollen Bewegungsmomente sollten zur Sprachanbahnung genutzt werden. Der Zusammenhang ist der, dass ein Kind in Bewegung in solchen Momenten eine Selbstwahrnehmung und ein Gefühl für seine Körpergrenzen empfindet und sein „Lernsystem" empfänglich ist. Da diese Kinder sehr stark in Rhythmen leben, würde ich auch die Sprache rhythmisieren, abgestimmt auf den Takt der Bewegungen des Kindes. Da Singen und Sprechen nicht dieselben Zentren im Gehirn aktivieren, kann es auch hilfreich sein, wenn ein Gespräch melodisch gesungen wird. Es gibt einige Menschen mit Autismus, die sich diese Technik ganz zu eigen machen und dann singend kommunizieren.

Kinder mit Autismus leben nicht in Abstraktionen. Es gibt Logopädinnen und Logopäden, die mit Symbolbildern arbeiten und dann Worte abfragen, welche überhaupt nicht in einem Bezug zur momentanen Situation des Kindes stehen. Diese Form der Abstraktion braucht ein Verständnis, wie es ein neurotypischer Mensch von der Welt hat. Ein solches Verständnis fehlt dem Kind mit Autismus in der Regel. „Apfel" ist für dieses Kind eine eigene Welt und nicht ein grüner runder Fleck auf einem Kärtchen. Der Apfel dieses Kindes kommt vielleicht duftend aus dem Ofen, ist gefüllt mit Haselnüssen und Honig, überbacken mit Rahm und mit Puderzucker bestreut. Der Weihnachtsbaum steht in der von Kerzen erhellten, warmen Stube, draußen vor dem Fenster liegt der Schnee, der so kalt ist, dass er bei jedem Schritt unter den Schuhen knirscht. Dieser warme Duft, dieses Licht, die besinnliche Stimmung und Stille, das bedeutet Apfel für dieses Kind. Für mich bedeutet Apfel, im Herbst auf einen Baum zu klettern, in einer Astgabel zu sitzen und fünf oder mehr Äpfel genussvoll zu essen. Glückseligkeit pur!

> *Alles wirkliche Leben ist Begegnung …*
> *Ich werde am Du. Ich werdend spreche ich Du.*
> Martin Buber

Ein halbes Jahr lang habe ich zweimal die Woche mit Anna gearbeitet, es ging dabei darum, ihr bewusst zu machen, dass ich sie wahrnehme und auf ihre Bedürfnisse und Impulse eingehe und diese immer in einer für sie möglichst verständlichen und positiven Weise beantworte. In dieser langen Zeit hat Anna nie Worte artikuliert. Das Einzige, was gelegentlich aus ihrem Mund kam, war ein „Ma“ für Mama und „Pa“ für Papa.

Eines Tages kam sie freudestrahlend auf mich zu und sagte „awa“. Dieses Wort wiederholte sie einige Male. Da haben wir uns auf die Suche nach „awa“ gemacht und sind zum Schwimmbecken gekommen. Anna wollte sogleich die Schuhe ausziehen und die Füße ins Wasser strecken.

Zuerst dachte ich, Anna sagt „awa“, weil sie das Wort Wasser nicht richtig aussprechen kann, doch eine Recherche im Internet ergab, das „awa“ im Ostfriesischen und im Persischen tatsächlich Wasser bedeutet. Hier zeigt sich das Phänomen, dass der Mensch in der Sprache steht und nicht die Sprache im Menschen steckt, wie es Buber formuliert, und wie offen und wahrnehmend Menschen mit Autismus die geistige Welt wahrnehmen. Dass Anna überhaupt begann, Worte zu sprechen, sehe ich aber in den Zeilen von Martin Buber bestätigt, wenn er sagt: *Ich werde am Du.* Unterstützte Kommunikation, ganz besonders auch dann, wenn sie über abstrakte Dinge wie Computer oder Piktogramme vermittelt wird, sollte diese Tatsache nicht aus den Augen verlieren: Wirkliche Entwicklung kann nur in der Begegnung geschehen. Hier verbindet sich der Mensch mit der Welt und mit sich selbst, was dann in eine Sprachfindung münden kann.

Grundsätzlich ist die Frage in der Arbeit mit Menschen, wie wir das *Du* sprechen. Sprechen wir es in Liebe, sprechen wir es in Verwirrung und Unsicherheit oder gar in Wut? Wie wir das Du sprechen, hat mit unserer Haltung gegenüber einem Menschen zu tun, daher ist das Bewusstsein bezüglich unserer Haltung ein Schlüssel dazu, wie die Begegnung mit einem Menschen verlaufen wird.

In einer heilpädagogischen oder therapeutischen Beziehung hat unsere Haltung eine große Tragweite und der Sinn dieser Begegnung ist, dass unser Gegenüber an dieser Begegnung wachsen kann. In Bezug auf Menschen mit Autismus oder auch kognitiv beeinträchtigten Menschen kann dies heißen, dass unser Gegenüber die Möglichkeit bekommt: *Ich am Du zu werden.* Beziehungskompetenz bedeutet hier, das Gegenüber in seinen eigenen Möglichkeiten zu erkennen und mein Verhalten anzupassen, ohne mich selbst dabei zu verlieren.

Wenn es jetzt um Dialog in Beziehungen, in denen die Sprache fehlt, geht, dann ist die Qualität der Beziehung die Basis für den Dialog und der Dialog ist auch wiederum die Basis für die Beziehung. Es entsteht Wechselseitigkeit zwischen Dialog und Beziehung, aber auch zwischen Du und Ich. Auf diese Weise wächst eine Verbindung zwischen unterschiedlichen Lebenswelten.

Zusammenfassend kann gesagt werden, dass die Qualität der Beziehung die Qualität des Dialogs beziehungsweise der Kommunikation maßgeblich beeinflusst. Warum einige Maßnahmen, die auf wissenschaftlichen Grundlagen des Spracherwerbs methodisch aufgebaut sind, bei manchen Menschen mit Autismus dennoch nicht funktionieren, ist damit zum Teil beantwortet.

Achtsamkeit – Ein Weg gegenseitigen Vertrauens

Als ich in einem Souvenirgeschäft eines Klosters eine Kerze kaufen will, steht ein Mönch in schwarzer Kutte mit einem Besen in der Türe, ich sehe ihn erstaunt an und er meinte: „Es hat sich ein Vogel hierher verirrt und wir versuchen ihn wieder hinaus zu scheuchen."

„Mit einem Besen?" fragte ich.

„Ja, wie denn sonst bei einer Raumhöhe von drei Metern? Oder haben Sie eine andere Idee?"

„Ja, sprechen Sie mit dem Vogel", sage ich.

Der Mönch lacht und sagt: „Ich bin doch nicht Franz von Assisi."

Zusammen gehen wir zu einem hohen Gestell, und der Mönch zeigt mir einen kleinen Spatz, der ganz oben sitzt.

Als wir einen Moment dastehen, fliegt der Vogel vom Regal hinunter und ich gehe langsam auf ihn zu, strecke meine Hand nach ihm aus und trage ihn hinaus ins Freie, wo er zwitschernd davonfliegt.

Der Mönch steht ganz still hinter mir und sagt mit leiser Stimme: „Sie können tatsächlich mit Vögeln sprechen? So etwas habe ich noch nie gesehen."

Ehrlich gesagt war ich erstaunt und auch etwas enttäuscht, dass der Mönch nicht mit Vögeln sprechen kann. Wenn er doch auch mit Gott spricht, wo ist da der Unterschied?

Grundlagen von Vertrauen

Vertrauen ist etwas, das wir nicht *tun* können. Wir können auch niemandem Vertrauen aussprechen oder schenken: Vertrauen können wir nur *haben* – im Sinne von *sein*. Es geht also nicht darum, zu *tun*, sondern es geht darum, zu *sein*.

Diese Art von Zustand setzt voraus, dass wir bei uns selbst angekommen sind, dies bedeutet Achtsamkeit. Achtsamkeit ist keine kognitive Tätigkeit, Achtsamkeit ist eine Form der Aufmerksamkeit, die nicht nur mich und meinen Körper mit einbezieht, sondern auch das Umfeld, in dem ich bin. In diesem Zustand dehnt sich mein Gewahrsein weit über meine eigene Körpergrenze hinaus aus. Hier ist der Ort, wo Wahrnehmung geschieht. Der Kopf (das Gehirn) kann nicht wahrnehmen, sondern nur Wahrnehmung verarbeiten. Die meisten Menschen haben die Sprache der Gefühle verloren und sie haben verlernt, ihren Gefühlen zu vertrauen.

Herz-Raum bedeutet offene Wahrnehmung, die keinen inneren Widerstand erzeugt. Dies kann nur in einem Zustand von Vertrauen geschehen. Wer keinen inneren Widerstand erzeugt, kann Dinge nicht verdrängen (Grandin). Daher bedeutet Achtsamkeit auch, verletzlich zu bleiben.

Alle drei: Vertrauen, Achtsamkeit und Wahrnehmung sind ein Zusammenspiel, das nur im Hier und Jetzt geschehen kann und so zur Basis von Dialog und Beziehung wird. Es kann nicht als Erfahrung erinnerbar hervorgeholt werden, es muss immer wieder aufs Neue im Hier und Jetzt geschehen. Vom Kopf zum Herz. Ein Zustand von Sein, er wird auch Meditation genannt, es ist Achtsamkeit.

Der leere Kopf

Wer denkt, kann nicht sein, da das Denken Vergangenheit verarbeitet. Sein aber vermittelt Gegenwart, gegenwärtige Wahrnehmung. Es geht nicht darum, nicht mehr zu denken, es geht darum, das Denken zu beherrschen und dann loszulassen, wenn es nicht gebraucht wird, oder sogar im Weg steht. Es geht also um *Selbstbeherrschung.* Diese Art der Selbstbeherrschung ist keine Anstrengung oder Machtausübung, sondern ein Mitgehen oder Mitfließen.

Bei sich anzukommen und wahrzunehmen, braucht Übung, und dazu gibt es viele gute Techniken. Da es in diesem Buch um Menschen geht, ist es sinnvoll, mit lebendigen Wesen in die Achtsamkeit zu finden und nicht auf einer theoretischen Grundlage zu bleiben, die dann wieder dazu verleitet, zu sehr in den Gedanken zu verweilen. Viele Menschen neigen dazu, die Dinge „richtig" machen zu wollen. In der Wahrnehmung gibt es weder richtig noch falsch, es gibt nur Wahrnehmung.

Wir suchen keinen kognitiven Zugang zu unserem Gegenüber, dies haben wir schon gründlich geübt und dabei teilweise beinahe den Kontakt verloren. Es geht darum, zu fühlen und wahrzunehmen, ohne darüber nachzudenken, ohne darüber zu befinden, ohne etwas einzuordnen und ohne etwas verändern zu wollen. Wir müssen den Mut zum Loslassen entwickeln.

Viele Menschen wurden bereits in ihrer Kindheit „deformiert" und glauben, dass man sich die Dinge im Sinne von erinnerbarem Wissen und Auswendiglernen aneignen muss. Im Sein gibt es aber keine Erinnerung und keine Wiederholung, da Sein nicht in einem Zeitbegriff zwischen „vergangen" und „zukünftig" stattfindet, sondern nur im Moment. In der

Schule haben wir gelernt, dass wir Wissen erinnern müssen, weil wir sonst die Prüfungen nicht bestehen. In der Beziehung steht uns dies im Weg, da wir uns dann nicht in Wahrnehmung und Dialog befinden, sondern in Erfahrungen, die längst der Vergangenheit angehören. Auf diese Weise können wir aber keine Achtsamkeit erfahren, sondern nur Vergangenheit. Erst der Zustand der Achtsamkeit ermöglicht uns, die Dinge so wahrzunehmen, wie sie sind. Genau diese Haltung ist Voraussetzung dazu, mit Menschen tatsächlich auch arbeiten zu können. Akzeptanz können wir nicht denken, Akzeptanz können wir nur fühlen. Es geht hier nicht darum, Wissen zu vermitteln, hier geht es darum, fühlend und empfindend zu verstehen.

Vertrauen und Offenheit – die Basis von Dialog

„Solange sich ein Mensch in der unmittelbaren Begegnung mit einem Akzeptanz und Wertschätzung ausdrückenden Menschen *verstanden* fühlt, ist – psychologisch gesprochen – sein Selbstsystem aktiv. Die Aktivität ist eine notwendige, aber nicht hinreichende Bedingung dafür, dass Menschen das lernen, was aktive Komponenten der Liebe vermitteln können, nämlich die Fähigkeit, eigene negative Gefühle wie Angst, Mutlosigkeit oder Schuld auch ohne ständige emotionale Unterstützung durch andere zu bewältigen." (Julius Kuhl, *Spirituelle Intelligenz*, 2005, S. 133)

In Bezug auf Menschen, die bereits ein herausforderndes Verhalten erlernt haben, besteht die Schwierigkeit darin, dass sie in dem Moment, wo sie einen entsprechenden Anfall oder

Ausbruch bekommen, in der Regel weggeschoben und ausgegrenzt werden. Da diese Momente aber Ausdruck von Unsicherheit oder Angst sind, müssten wir diese Menschen in einer solchen Situation näher zu uns nehmen und sie nicht von uns distanzieren, da sonst ihr Selbstsystem nicht aktiv werden kann und ein Umgang mit solchen Gefühlen unmöglich bleibt. Da wir aber in solchen Momenten fürchten, selbst verletzt zu werden, gehen wir verständlicherweise auf Distanz. Die große Frage ist hier, wie es möglich sein kann, diese Schwierigkeit so zu handhaben, dass der betreffende Mensch sich durch sein Verhalten nicht ausgegrenzt fühlt. Selbstverständlich beginnt hier die „Übung" nicht erst bei der Eskalation, sondern viel früher, wenn wir noch Einfluss nehmen können, noch wahrnehmbar für den anderen Menschen sind. Dies setzt eine enorme Achtsamkeit unsererseits voraus. Sie ist Grundlage der Arbeit mit Menschen.

Die Grundlage dafür, einem Menschen in einer schwierigen Situation Halt geben zu können, ist eine auf Gegenseitigkeit beruhende, vertrauensvolle Beziehung.

Menschen, die keinen verbalen Sprachzugang haben, erfahren sehr oft, dass sie nur wenig Möglichkeit finden, sich mitzuteilen. Wenn sie einem Menschen begegnen, der sie in ihrem Sosein wahrnimmt und dies auch nicht bewertet, ist dies eher die Seltenheit.

In der sozialpädagogischen Arbeit hat sich immer wieder gezeigt, dass sich eine Krisensituation oder eine bereits eskalierte Situation zu einer Stabilisierung führen lässt, wenn es gelingt, achtsam zu sein und sich gefühlsmäßig „herunterzufahren". Meist lassen wir uns aber von einer schwierigen Situation mitreißen, indem wir reagieren. Dann steigt die Anspannung und wir beginnen aktiv zu handeln, sei es mit Worten oder Taten. Was ich hier als *aktives Handeln* bezeichne, sind Strategien, die ein unerwünschtes Verhalten unterbinden oder beenden sollen. Da viele Menschen mit Autismus oder kognitiver Beeinträchtigung mehr im Selbst-Empfinden als im Ich beziehungsweise im Denken leben, ist das Bewusstsein von uns selbst die Möglichkeit, den „Energieraum" zu beeinflussen. Herausforderndes Verhalten fordert uns daher auf, vom Kopf in das Herz zu wechseln und aus dem Bauch (unserem Zentrum) zu handeln. Das dialogische „Handeln" verbindet die Felder von Ich-Du-Selbst, es schafft ein stabiles Seins-Fundament.

Ich gebe Ihnen ein weiteres Beispiel: Anna, ich habe sie bereits weiter oben erwähnt, ist ein 17-jähriges, nicht sprechendes Mädchen mit frühkindlichem Autismus und sogenanntem herausforderndem Verhalten. Dies bedeutete in ihrem Fall, dass sie selbst- und fremdverletzendes Verhalten zeigt und schon einiges an Sachschaden erzeugt hat. Anna musste bereits zwei Institutionen verlassen, da sie dort als untragbar eingestuft wurde. Früher wurde Anna bei Ausbrüchen in ihr Zimmer eingeschlossen und die Medikation wurde erhöht.

An einem Tag kam Anna sehr fröhlich in das Atelier und brachte eine Musik-CD mit. Wir starteten den CD-Player und sie begann zu lachen und zu tanzen. Doch dann kam eine andere Bewohnerin und nahm ihr den CD-Player weg, weil sie ihre eigene Musik in einem anderen Raum hören wollte. Zuerst dachte ich, ich könne den Ausbruch von Anna durch gutes Zureden verhindern. Doch nachdem der erste Stuhl durch den Raum segelte und Anna schreiend und mit erhobenen Armen auf einen komatösen Patienten im Rollstuhl zuging, blieb keine Zeit mehr, um eine passende Handlungsstrategie zu überlegen.

Ich trat hinter Anna und legte meine Hände um ihre Hüften und drehte sie in eine andere Richtung. Anna ließ sich in meine Arme sinken und wir glitten gemeinsam auf den Boden. Ich achtete darauf, immer an ihrem Rücken zu bleiben, da sie keine frontale Begegnung in einem solchen Zustand erträgt und dann schlägt und beißt. Das Geschehen begleitete ich mit den ruhig gesprochenen Worten: „Ich bin da, bei dir, es ist gut". Hier am Boden begann ich sie sanft an den Hüften zu schaukeln. Immer wieder wurde sie von krampfartigen Anfällen geschüttelt, schrie und versuchte in dieser Haltung auch Gegenstände in die Hände zu bekommen. Ich schaukelte sie weiter und drehte sie dann jeweils in eine andere Richtung, wo sie vor sich keine Stühle, Wände oder geschlossenen Türen hatte, also nichts, was ihr den „Fluchtweg" versperren konnte. So konnte sich Anna recht schnell beruhigen. Dann setzte sie sich auf und ich klopfte ihr mit den Händen den Rücken ab und strich ihn von oben nach unten aus. Anna stand auf, ging zu einer anderen Begleitperson und hielt auch ihr den Rücken hin, damit auch diese Person ihren Rücken klopfen und ausstreichen konnte. Für mich war dies das sichere Zeichen, dass Anna wieder bei sich und bei uns angekommen war.

Eine solche Handlung kann nicht als Strategie erlernt werden, da hier nicht einer bestimmten Vorgehensweise gefolgt wird, sondern immer aus der Bewegung des betroffenen Menschen und seiner momentanen Situation und Möglichkeit heraus gehandelt wird. Die Basis dafür, so etwas, wie in diesem Beispiel geschildert, vornehmen zu können und dürfen, ist die innige und vertrauensvolle Beziehung. Wäre eine solche Beziehung und das Erspüren, was sich gerade in einem Menschen abspielt, nicht vorhanden, dann könnte eine solche Handlung sehr schnell als grenzüberschreitend oder gar als gewalttätig empfunden werden. Daher spreche ich hier vom *dialogischen Handeln*. Hier geht es nicht um eine Funktion, sondern um Dialog. In dem Moment, wo ich die Verbindung zu einem Menschen in einer solchen Situation verliere, bleibt mir nichts anderes übrig, als die Umgebung vor einem „Angriff" zu schützen. Dies wäre dann *aktives Handeln.*

Ein weiteres Beispiel betrifft eine Situation, wo eine Körperberührung nicht möglich war: Georg, ein junger Mann mit Autismus, auch er musste die Institution verlassen, da er als nicht tragbar eingestuft wurde. Georg ist etwa 1.90 Meter groß und sehr kräftig. Ich hatte Georg erst am Tag zuvor kennen gelernt. An diesem Tag besuchte ich ihn ein zweites Mal, um ihn besser kennenzulernen, als ich miterlebte, wie er mit seiner Begleitperson in einen Konflikt geriet. Die Begleitperson schrie ihn an und drohte ihm mit Sanktionen. Daraufhin lief Georg in sein Zimmer, setzte sich in den Sessel und begann sich heftig ins Gesicht zu schlagen. Ich setzte mich in einen anderen Sessel in seinem Zimmer, nachdem ich ihn um Erlaubnis gefragt hatte und begann zu schaukeln, zu summen und tief zu atmen. Georg sah mich kurz von der Seite an und hörte auf, sich zu schlagen. Er begann auch zu schaukeln und zu singen. Auch ich begann zu singen, und so ergab sich ein singendes „Gespräch". In diesem Gespräch erzählte er mit, dass er wollte, dass der Schnee schmilzt und er mit einem sehr vertrauten Begleiter wieder Wandern gehen kann. Nach wenigen Minuten war es wieder gut und ich konnte das Zimmer verlassen. Georg schlug sich nicht mehr und wirkte wieder ruhiger, er kam aus dem Zimmer und wollte sich mit der Begleitperson versöhnen. Diese lenkte aber nicht ein. Ich erwartete einen erneuten Ausbruch, aber Georg blieb ruhig, was auf eine beeindruckende Fähigkeit seinerseits hindeutet, eine solche ungelöste Situation zu ertragen. Einer solchen Fachperson kann ich eigentlich nur einen einzigen Satz mitgeben: *Es ist nie zu spät, um aufzugeben!* (Bo Hejkskov Elvén, S. 77.)

Das Selbst wird in der Wechselbeziehung zum Ich und aus einer Offenheit in der Wahrnehmung für den Menschen intuitiv und unbewusst zugänglich. Das Selbst bewegt sich im Dialog zum Ich und zu etwas, das wir Transzendenz nennen können. So wie viele Menschen nicht in das periphere Selbst und somit zur Transzendenz finden und ihnen diese Art der intuitiven Weisheit nicht zur Verfügung steht, so bleibt für Menschen mit Autismus oft der Zugang zu ihrem Ich unerreichbar und sie leben sozusagen nur im Selbst, das aber hier keinen Zugriff auf ihr Ich hat. In beiden Situationen bleibt die Wahrnehmung auf ein System begrenzt.

Das Schaukeln der Hüfte (oder im Sessel), hat dazu geführt, dass sich Anna beziehungsweise Georg wieder in ihrem Körper wahrnehmen konnten und dadurch wieder in eine Verbindung zu sich und ihrer Umwelt fanden. Das Schwierigste in der Begleitung eines solchen Ausbruchs ist, selbst innerlich ruhig und „unerschrocken" zu bleiben. Hier hilft mir tiefes und ruhiges Atmen und natürlich das Vertrauen und die innige Verbindung zu dem bestimmten Menschen.

Menschen in einer solchen inneren Not zu begleiten ist dann sehr schwierig, wenn diese sich in Form von Gewalt gegen andere oder sich selbst richten. Hier braucht es etwas Unerschütterliches in mir, damit ich die Bereitschaft des anderen, Gewalt anzuwenden, nicht als etwas gegen mich persönlich Gerichtetes aufnehme, sondern die dahinterliegende Not erkenne. Ich nehme es nicht persönlich, bleibe aber selbst als

Mensch persönlich im Kontakt. Eine solche innere Haltung widerspricht der natürlichen Reaktion, mich zu verteidigen oder zu schützen; daher muss ich einen mir unbekannten Weg gehen. Einen unbekannten Weg zu gehen braucht Vertrauen. Aus Unsicherheit entsteht Zweifel, Zweifel ist der Nährboden für Ängste und diese führen zum Konflikt. „Angst lähmt nicht nur den Zugang zur Selbstwahrnehmung, sondern damit auch den Zugang zur Energiebasis des Handelns." (Kuhl 2005, S. 120)

Einfach gesagt geht es darum, den analytischen Verstand (Ich) zu überwinden und in eine ganzheitliche intuitive Wahrnehmung (Sein) hineinzufinden. Es geht nicht darum, das eine System einzuschalten und das andere abzuschalten. Vielmehr geht es um einen ausgeglichenen Dialog zwischen beiden Systemen. In der heutigen Zeit ist aber meist das intuitive System mehr oder weniger ausgeschaltet und das Einzige, was Berechtigung hat, ist das analytische Verständnis, sowohl persönlich (Ich) als auch wissenschaftlich betrachtet (Fakten). Vertrauen hat auch damit zu tun, das Bedürfnis nach Kontrolle loszulassen.

Loslassen wird oft als psychologische Anleitung oder Aufforderung verstanden, die wir uns dann als „Mantra" innerlich aufsagen; vielleicht versuchen wir dann, angestrengt loszulassen. In Wirklichkeit bedeutet Loslassen aber, dass ich anstelle des Analysierens meine Wahrnehmung erweitere und somit die Möglichkeit eröffne, auch unvereinbar erscheinende Gegensätze in meine Betrachtung miteinzubeziehen, was bei der Arbeit mit Menschen, die ein sogenannt herausforderndes Verhalten zeigen, unbedingt notwendig ist, um in ein Verständnis für diesen Menschen zu finden. Es geht so gesehen um ein *Sowohl-als-auch* und nicht um ein *Entweder-oder.* Ein solcher Gegensatz wäre dann die *Handlung, ohne zu handeln.*

Bei einer solchen Handlung bin ich nicht mehr von meinen Vorstellungen und Erfahrungen geleitet, sondern unmittelbar von der Situation, vom Moment selbst. Im Fall von Anna halte ich mich an ihre Bewegungen und gehe einfach mit diesen Bewegungen mit, ohne Widerstand zu leisten.

Ist Vertrauen ein mentales Feld?

Es kommt vor, dass ich für eine Beratung in eine Institution gerufen werde, weil ein Klient mit Autismus ein Verhalten zeigt, welches für andere Menschen an der Grenze des Tragbaren ist. Immer wieder zeigt sich, dass ein Gespräch in liebevoller Hinwendung zu einem Menschen bereits unmittelbar eine spürbare Veränderung (Verbesserung) bewirkt. Wie lässt sich dieses Phänomen erklären?

In seinem Buch *Der siebte Sinn des Menschen* (2006) beschreibt Ruppert Sheldrake die Funktion und Wirkung sogenannter morphischer und mentaler Felder. Das große Problem ist aber, dass niemand weiß, was morphogenetische Felder sind und wie sie funktionieren, man weiß aber, dass es sie gibt und dass sie funktionieren.

„Durch morphische Resonanz greift jedes Individuum einer Art auf das kollektive Gedächtnis der Art zurück und trägt zugleich dazu bei." (Sheldrake, S. 360)

Dies soll im Zusammenhang mit den oben beschriebenen Beispielen aufzeigen, dass die Entstehung von Verhalten so gesehen noch über das hinausgeht, was wir anhand psychologischer Erkenntnisse phänomenologisch beobachten können. Zudem kann uns diese Betrachtung helfen, Autismus noch besser zu verstehen, gerade auch deshalb, weil diese Menschen für Stimmungen und Gedanken in ihrer Umgebung ganz besonders empfänglich sind.

Es geht hier auch darum zu verstehen, dass lebendige Prozesse sich nicht nur anhand dessen entwickeln, was von außen geschieht, sondern vor allem auch dadurch, was als „Lebensplan" im *Werden* angelegt ist. Beobachten wir eine Blume, einen Schmetterling, einen Baum oder auch einen Menschen, dann dürfen wir darauf vertrauen, dass die beste Möglichkeit der Entwicklung dieses Wesens in ihm selbst liegt und nicht von außen „getan" werden kann. Hier kann es dann schon erschrecken, wie viele Menschen mit Beeinträchtigung ein herausforderndes Verhalten zeigen, wenn doch auch diese Menschen eigentlich die beste Möglichkeit ihrer selbst in sich angelegt haben. Da darf dann kritisch gefragt werden, wie ein Verhalten zustande kommt, dass einem Menschen und vielleicht auch seinem Umfeld eher schadet.

Die Erklärung, warum Ameisen, Bienen oder auch Vogelschwärme zusammen „funktionieren", gründet im Koordinieren morphischer Felder (auch soziale Felder genannt). Zudem liegen auch Wahrnehmungen, Gedanken und geistige Prozesse diesen Feldern zugrunde. Ohne morphische Felder gäbe es auch kein funktionierendes Sonnensystem.

Hier sprechen wir von einer Sphäre beziehungsweise von Feldern, die nicht sichtbar gemacht werden können, aber dennoch eine Wirksamkeit haben, ohne die keine Formgebung existieren würde. Warum also soll ausgerechnet der Mensch für diese Felder unempfindlich beziehungsweise unempfänglich sein, wenn sich sogar ein ganzes Sonnensystem dadurch bewegen lässt?

In den Vorgesprächen für Beratungen erfahre ich häufig von herausforderndem Verhalten betreuter Menschen, aber selten bekomme ich eine Antwort auf die Frage, wann dieses Verhalten begonnen hat. Aus eigener Erfahrung mit der Arbeit in Institutionen erkenne ich oft, dass wir den Menschen voreingenommen begegnen und ihr Verhalten, ihre Vorlieben und Abneigungen meist durch Bezugspersonen vermittelt bekommen, noch bevor wir den Menschen selbst kennengelernt haben. Ich nenne dies das *institutionalisierte Wissen, das* auch ein mentales Feld darstellt. Menschen, die in einer Institution leben, haben oft nicht die Möglichkeit, ihr Umfeld zu verlassen, um die Belastung der ihnen zugeschriebenen Rolle loszuwerden, und so behalten sie ihre Rolle nicht selten ein Leben lang. Wir alle kennen die Figuren wie den Sündenbock, die Prinzessin, das Ungeheuer und so weiter. Wenn ein solcher Mensch die Institution wechselt, dann geht in der Regel auch ein Bericht über ihn an den neuen Ort und es besteht die Gefahr, dass die alte Rolle gleich mitgenommen wird.

Menschen, die sich durch ihre geschwächte Selbstwahrnehmung nicht von solchen Zuschreibungen lösen können, verhalten sich dann entsprechend den negativen Erwartungen weiterhin so, wie man über sie denkt. Meist finden sie ohne ein Umdenken und ohne den Wechsel in eine positive Haltung ihnen gegenüber nicht aus eigener Kraft aus dem Kreislauf herausfordernder Verhaltensweisen. Dann aber sind wir es, die diese Menschen im mentalen Feld unserer negativen Voreingenommenheit festhalten.

In Wirklichkeit ist jede Begegnung einmalig und dies von Mal zu Mal, daher beginnt Achtsamkeit im Bewusstsein unserer Empfindungen und Gedanken.

Autismus und Taoismus

„So viele Augenblicke mit C., bei denen ich dankbar an dich gedacht habe! Die Haltung, die wir von dir abgenommen haben, scheint mir/uns heute so selbstverständlich ... Jetzt waren wir sieben Tage im Lager und er konnte auch im öffentlichen Raum so viel mehr Entspannung zeigen und war auch sonst viel mehr wie ein interessierter Herr in seinem Alter, zum Beispiel an der Anlegestelle des Schiffes oder im Schiff oder in der Aareschlucht!

Und wir haben auch in der Gruppe viel mehr Gelassenheit und das Vertrauen, dass er mit dem Sammeln und Ordnen und Binden etwas macht, was ihm entspricht – und was wir mit zu unserer Aufgabe nehmen, dass er das Material hat beziehungsweise erfragt. Danke!"

(Aus einem Brief an die Autorin nach einer Beratung für einen 56-jährigen Mann mit Autismus und mit sehr herausfordernden und einschränkenden Verhaltensweisen.)

Laotse wurde nach Überlieferungen 571 v. Chr. in Khuhsien (China) geboren und war ein Zeitgenosse von Konfuzius. Die Zeit der Entstehung des Taoismus war geprägt von Unruhe und Unfriede. Das Tao sollte auch ein Weg sein, wie Menschen friedlich miteinander leben können.

Auf meinem eigenen Weg bin ich vor vielen Jahren zum ersten Mal einem sehr interessanten Buch begegnet: *Die Weis-*

heit des Laotse (herausgegeben von Lin Yutang, 1996). Damals dachte ich, Laotse sei wahrscheinlich autistisch gewesen, da er die Wahrnehmung, die Handlungs- und Denkweise von Menschen mit Autismus kennt. Erst später habe ich erkannt, dass ein Mensch erst dadurch auf diese Weise, wie es Laotse beschreibt, in der Welt sein kann, wenn er den eigenen Egoismus kennengelernt hat. Nur ein Mensch, der sich selbst überwunden hat, kann ein erleuchteter Mensch sein. Kommt ein Mensch bereits mit dieser Lebensweise auf die Welt, dann hat er das Wesentliche, den Weg einer solchen Entwicklung nicht erfahren – jedenfalls nicht bewusst.

Hier möchte ich einige Parallelen zwischen Autismus und Taoismus betrachten. Dies ist nicht so zu verstehen, dass wir hier von denselben Dingen sprechen, sondern es geht darum, die Gemeinsamkeiten zu erkennen und daraus Fragen zu entwickeln. Können wir in einer taoistischen Haltung einen Weg finden, um Menschen mit Autismus zu begegnen und zu begleiten? Meine Beobachtungen zeigen, dass Menschen mit Autismus sehr direkt zur inneren Haltung eines Menschen Zugang finden. Der Taoismus entspricht in seiner Weise dem autistischen Empfinden eher als die Begegnung aus der personenzentrierten Ich-Wahrnehmung heraus, die die meisten Menschen haben.

Taoismus ist keine Religion, es geht hier nicht darum, an etwas Bestimmtes zu glauben. Vielmehr geht es darum, den Dingen des Lebens ihren natürlichen Lauf zu lassen. Im Taoismus geht es auch nicht um das individuelle Streben nach herausragenden oder einzigartigen Fähigkeiten. Vielmehr wird hier die Bescheidenheit gepriesen und die Fähigkeit, sich selbst hintanzustellen – also eigentlich genau das Gegenteil von selbstbezogenem geistigen Streben. Für die pädagogische Tätigkeit, besonders mit nichtsprechenden Menschen, ist diese Fähigkeit, sich selbst hintanzustellen und zu beobachten, wie sich etwas entwickelt (das Wesen des Gegenübers sich aussprechen zu lassen), oft unerlässlich, um eine Ahnung zu bekommen, was dieser Mensch mir auf seine Weise sagen möchte.

Das Tao wird als die große Leerheit beschrieben und der Taoist handelt und besteht aus dieser Leerheit. Dies bedeutet: „Nicht tun und alles ist getan". Diese Worte bedeuten, so zu handeln, dass wir im Einklang mit den Dingen sind. So zu handeln, dass wir uns nicht „anstrengen" müssen, weil die Dinge sich im Fluss befinden. Dem entspricht das Bild des Wassers, welches den Fels nicht auf die Seite schiebt, sondern das einfach um den Fels herum fließt. Es ist auch jenes, was wir „ein Leben ohne Spuren zu hinterlassen" nennen. Oder in den Worten des Tao: „Ein guter Läufer hinterlässt keine Spur." (*Die Weisheit des Laotse*, S. 115)

Nicht tun und alles ist getan, das ist Handeln ohne inneren Widerstand. Diese Form des Handelns erzeugt auch im Außen keinen Widerstand, da ich das Außen nicht verändern will, sondern es nehme, wie es ist, mich damit verbinde und mit ihm wachse.

So gesehen ist das Tao nicht etwas, das wir „anwenden" können, es ist keine Technik und kein System. Im Zusammenhang mit diesem Buch kommt die Frage auf, wie wir uns eine Haltung aneignen können, die dem Tao-Prinzip „gleicht"? Wir haben von der Unvoreingenommenheit gesprochen. Die taoistische Haltung verstehe ich als die Leerheit, die einen unbestimmten oder unbegrenzten Raum öffnet, in dem eine Begegnung stattfinden kann.

Der Mann aus dem oben abgedruckten Dankesbrief hat die Angewohnheit, sich Dinge anzueignen die zum Teil anderen

Menschen gehören (Hefte, Umschläge und Schnüre). Mir wurde gesagt, er stehle. Ich habe dieses Wort durch „sich aneignen" ersetzt, da seine eigene Wahrnehmung und sein Verständnis wahrscheinlich den Begriff „stehlen" nicht kennt. Mein Rat war, diese Eigenschaft als Teil seiner Lebenswelt und seiner Persönlichkeit zu akzeptieren und ihn in diesem Bedürfnis so zu unterstützen, dass er „erlaubten Zugang" zu den begehrten Dingen bekommt. Bisher wurde angenommen, dass man ihm das „Aneignen" abgewöhnen sollte, indem man ihn mit dem „Fehlverhalten" konfrontiert. Dies hat dazu geführt, dass er sich dann jeweils den Kopf an der Wand blutig geschlagen hat, wenn er wieder einmal etwas mitgenommen hat, was ihm nicht gehörte.

In der Begleitung von Menschen mit Unterstützungsbedarf sehen wir sehr schnell eine Notwendigkeit für Entwicklung. Wir sehen unsere Aufgabe darin, das Verhalten eines Menschen zu verändern und ihn unseren Vorstellungen gemäß anzupassen. Das ganze Bestreben geht dahin, einen Menschen so umzuformen, dass er einigermaßen in unsere Weltsicht und Wahrnehmung von richtig und falsch hineinpasst. Dieses Bestreben sehe ich als Hauptursache für die Entstehung von Konflikten, mit dem Resultat, dass ein Mensch sogenanntes herausforderndes Verhalten entwickelt.

Daher besteht unsere erste Übung darin, dass wir den Menschen so sein lassen, wie er ist. Wenn wir einen Menschen, ohne ihn zu kennen, verändern wollen, dann wollen wir etwas verändern, das wir nicht verstehen. So kann es uns dann gehen wie jenem Zauberlehrling, der die Geister, die er rief, nicht mehr kontrollieren konnte. Was ja tagtäglich in der Natur geschieht, dort wo der Mensch absichtsvoll eingreift.

Dazu gebe ich ein weiteres einfaches Beispiel aus meinem Leben. Als meine Schwester und ich einmal zur Großmutter gingen, habe ich sie wohl weder angesehen noch begrüßt. Darauf sagte sie mir, ich solle die Menschen anschauen und begrüßen, wenn ich ihnen begegne. Meine Großmutter lebte in Basel, also in einer größeren Stadt. Als wir dann in den nahegelegenen Tierpark gingen, habe ich bereits auf dem Weg dahin alle Menschen angesehen und begrüßt. Meine Großmutter sagte daraufhin, ich solle fremde Menschen nicht grüßen. Das Wort *fremd* verstand ich aber nicht, und daher gab es auch keine fremden Menschen für mich. Also grüßte ich auch im Tierpark alle Menschen, das waren alleine an diesem Tag so um die 50 Begrüßungen. Meine Großmutter war verzweifelt.

Bei einem Handeln, ohne zu tun, geht es nicht darum, ein Ziel zu fokussieren und darauf hinzuarbeiten. Vielmehr geht es darum, mit den Gegebenheiten zu sein. Taoismus ist so gesehen das Gegenteil des heutigen Verständnisses von Erfolg und Wachstum, da es im Taoismus ja vor allem darum geht, keinen „Fußabdruck zu hinterlassen". Unsere Gesellschaft ist wachstumsorientiert. Dies bedeutet, sich nicht aus der inneren Anspannung, der Forderung und Fokussierung befreien zu können, nicht mit dem leben zu können, was ist, sondern immer den Blick in eine Zukunft zu richten, die ich erreichen will, nicht um dann zufrieden zu sein, sondern um den Blick gleich wieder nach vorne zu richten, anhaftend auf das nächste Ziel gerichtet. Es ist eine unglaubliche Unruhe und Rastlosigkeit, die unsere Zeit prägt, fordert und überfordert. Diese Haltung bildet die Ursache unzähliger Konflikte und der Zerstörung der Natur. Da alle Dinge in ihrer Erscheinung begrenzt sind, gibt es den Moment wo *mehr* nicht mehr geht, es ist der

Kollaps eines Systems, dass sich nicht an der Wirklichkeit orientiert, sondern an systemischen Vorstellungen und Vorgaben.

Denken und Tao

Was wir, da es nicht sichtbar ist, viel weniger bemerken als das äußere Verhalten, ist die Handlung des Denkens. Wir nehmen ja das Denken eher so wahr: *Es denkt.*

Aus der eher passiven Denkweise autistischer Menschen geraten diese schnell in die Verstrickung der Gedanken ihrer Umgebung. Dies verhindert die Entwicklung eigener Gedanken. Genau gleich verhält es sich auch mit den Gefühlen und Empfindungen. Auch diese sind für Menschen mit Autismus nicht so sehr an ein Ich gebunden, und so geschieht es sehr leicht, dass dann einfach die Empfindungen und Gefühle der Umgebung hier die Eigenwahrnehmung eines solchen Menschen überlagern. Wenn wir uns diese Tatsachen einmal vor Augen führen, ist es leicht zu verstehen, wie wichtig es ist, einem Menschen mit Autismus *leer* (aus dem Tao heraus) zu begegnen. Leer heißt, unvoreingenommen zu sein, mit Gedanken und Empfindungen dem Moment entsprechend, um eine Offenheit für Gedanken und Gefühle des Gegenübers zu erhalten. Dies bedeutet, das eigene Ego zurückzustellen.

Nicht selten kann es geschehen, dass mich ein Mensch mit Autismus wie aus dem Nichts heraus kneift oder schlägt. Dies kann dann ein Hinweis auf genau das eben Erwähnte sein: Es ist vielleicht ein Spiegel meiner eigenen, unkontrolliert dahinplätschernden Gedanken, die vielleicht weit weg vom jetzigen Geschehen stattfinden.

Menschen mit Autismus fordern uns auf, innerlich Klarheit und Bewusstsein zu schaffen. Sie fordern uns auf, achtsam zu sein. Dabei kann uns der Taoismus helfen, uns in der Achtsamkeit zu üben.

All dies bedeutet, sich aus dem subjektiven Standpunkt herauszulösen, selbst ein umfassend wahrnehmendes Wesen zu werden und sich dabei gleichzeitig selbst nicht zu verlieren.

„Wenn ihr euch von eurem (subjektiven) Standpunkt losmacht, werden Dinge und Gestalten von selbst im rechten Licht erscheinen. Unsere Bewegungen sollen wie die des Wassers sein, unser Ruhezustand wie der (passive) Spiegel und unsere Antwort auf unsere Umwelt wie das Echo eines Tones. Seid ausweichend, scheint, als wäret ihr nicht; seid still, erscheint wie klares Wasser. Wer Dinge empfängt, verfließt mit ihnen; wer Dinge macht, zerbricht. Drängt euch nie nach vorne, sondern folgt immer hinten nach.“ (*Die Weisheit des Laotse,* S. 34)

In diesen Worten erscheint es, als würden hier die Verhaltensweisen eines Menschen mit Autismus beschrieben, aber auch die Art, wie wir einem solchen Menschen begegnen können. Hier erscheint das Selbst symbiotisch mit dem Ganzen zu einer Wirklichkeit und Bewegung vereint. Es ist wie ein Instrument: Das Leben spielt den Klang, das Lied aber entsteht erst in der Resonanz zwischen Selbst und Welt, zwischen Du und Ich.

Handeln ohne Taten

„Dinge in ihrem Urzustand sind ohne Bogen gekrümmt, ohne Lineal gerade, ohne Zirkel rund und ohne Winkelmaß eckig; sie sind ohne Leim zusammengefügt und halten ohne Strick fest. Auf diese Weise wächst alles voll überquellenden Lebens und weiß nicht einmal, wieso das so ist." (*Die Weisheit des Laotse*, S. 54)

Hier geht es darum, die Dinge in ihrem Sosein zu erkennen und ihre Vollkommenheit zu bewahren, indem ich sie nicht verändern oder anpassen will. „Alle Dinge sind Veränderung, auch ohne mein Zutun". Auch diese Haltung hilft Menschen mit Autismus, vom Druck der Gesellschaft entlastet zu werden. Diese Haltung ermöglicht Salutogenese. Oft wollen wir Menschen verändern, ohne ihren inneren Entwicklungsplan zu kennen, was zu Fehlentwicklungen und zu herausforderndem Verhalten führen kann.

Wir müssen die Menschen, die wir begleiten, nicht erziehen, wir sollen sie einfach kennenlernen und in ihrem Sosein verstehen. Jeder Versuch, einen Menschen in eine bestimmte Richtung verändern zu wollen, führt in einen Konflikt. Jeder Mensch weiß selbst am besten, was ihm guttut und was nicht, und wenn er es nicht (mehr) weiß, dann hat er nicht lernen dürfen, dies selbst zu erfahren, weil er in eine bestimmte Richtung erzogen wurde, die seiner natürlichen Entwicklung nicht entsprochen hat.

Stellen Sie sich vor, Sie leben Ihr ganzes Leben in einer Institution, Begleitpersonen kommen und gehen, und jeder dieser Menschen hat eine Idee, wie Sie sein sollten, und beginnt gleich eifrig an Ihnen herum zu erziehen. Können Sie sich vorstellen, dass Sie vielleicht dadurch ein herausforderndes Verhalten entwickeln könnten?

Wenn wir Autismus nicht nur als das Defizit der betroffenen Menschen verstehen, kann es uns gelingen etwas von diesem Geheimnis, wie diese Menschen sich die Welt erschließen, zu erfahren. Kein lebendiges Wesen kann bestehen, wenn es nicht in einem Dialog mit seiner Um- und Mitwelt lebt. Autismus wird aber manchmal genau so beschrieben, dass diese Menschen diese Wechselseitigkeit nicht haben, nicht suchen und nicht wollen. Wäre es tatsächlich so, dann würden sie bereits als Säuglinge sterben, nicht an Hunger oder Vernachlässigung, sondern an Verlorenheit. Aber Kinder mit Autismus leben innig in den Feldern, die das Leben auf dieser Erde und über diese Erde hinaus lenken und fügen.

Die entscheidende Frage lautet: Wie können wir Menschen mit Autismus begleiten, ohne ihre Wesensart und Lebenswelt zu verletzen? Und welche Möglichkeiten gibt es, eine positive, den Voraussetzungen dieser Menschen angepasste Entwicklung zu unterstützen?

Wir können es so festhalten: Das Kind mit Autismus erschließt sich die Welt nicht im dialogischen Prinzip der Grundworte von Ich-, Du- und Es-Welt, sondern im dialogischen Prinzip des Menschen mit der geistigen Welt: „Das Leben mit den geistigen Wesenheiten. Da ist die Beziehung in Wolke gehüllt, aber sich offenbarend, sprachlos, aber sprachzeugend. Wir vernehmen kein Du und fühlen uns doch angerufen, (...) wir sprechen mit unserem Wesen das Grundwort, ohne mit unserem Mund Du sagen zu können. (...) Nur das Schweigen zum Du, das Schweigen *aller* Zungen, das verschwiegene Harren im Ungeformten, im Ungeschiedenen, im vorzunglichen Wort lässt das Du frei, steht mit ihm in der Verhaltenheit, wo der Geist sich nicht kundgibt, sondern ist." (Buber 1979, S. 10/42)

„Das autistische Kind verbindet sich schon vorgeburtlich ungenügend mit seiner physischen Organisation. (...) Dieser Junge hatte die Tendenz, auf die Frage, wie er heißt und wie es ihm gehe, eine große schöne Wolke zu malen, aus der ein kleines Gesicht hervorlugte, und zu sagen: ‚Da oben, das bin ich.' Man kann dies als Hinweis nehmen, wie wahr in einem Menschenwesen noch Wahrnehmungen lebendig sind, die zurückverweisen auf eine Bewusstseinssituation, bei der die Seele noch nicht ganz mit der physischen Organisation verbunden ist und deshalb die physische Sinneswelt nicht genügend wahrgenommen werden kann." (Hans Müller-Wiedemann, *Autismus verstehen* 2010)

Das Kind mit Autismus erkennt nicht, wie nahe ihm die Welt ist, und es weiß nicht, dass es nur seine Hand ausstrecken brauchte, um die Türe zu öffnen. Es kann die Hand nicht ausstrecken, kann nicht *ergreifen*, weil es dadurch seine Welt verlöre.

Das Wort zum Schluss

mensch und natur

sehr viele menschen ohne autismus sind in sich geschlossene wesen. sie enden an ihren eigenen körpergrenzen und an der erfüllung ihrer bedürfnisse. dies nicht eigentlich aus einem egoistischen sinn heraus, sondern aus der gewissheit, dass jeder mensch auf diese weise, sich innen, und die welt außen wahrnimmt. auf diese weise funktioniert auch ihr interesse an anderen menschen, an tieren, an der natur und der umwelt. alle diese dinge sind auch die ganz bestimmte wahrnehmung der menschen teil ihrer außenwelt, die ihnen mal mehr, mal weniger nahe ist, die sie umgibt, unterstützt begleitet und somit teil ihrer lebenswelt ist, aber nicht teil ihrer selbst. denn alle diese menschen sagen „ich" zu sich selbst, und erkennen und verstehen die welt ausschließlich aus ihrer persönlichen perspektive. wir autisten verstehen nicht, warum ein mensch sich selbst wichtiger nimmt als die welt, in der er lebt. wir sind anders, wir sind natur, sind tief empfindend teil dieser welt, in der wir leben, wie ein organ in einem riesigen körper. wenn unser körper leidet, dann leiden auch wir, dann fühlen wir uns krank.

menschen, die nicht so sind wie wir, können diese schmerzen nicht empfinden, für sie ist die natur da draußen, etwas beinahe abstraktes. für uns gibt es keine abstrakte natur, für uns gibt es nur natur, von der wir ein integraler teil sind.

in wirklichkeit sind natürlich alle menschen teil der natur, auch wenn sie es nicht wahrnehmen können. der natur geht es aber so schlecht, weil menschen die wirklichkeit, in der sie leben, nicht mehr wahrnehmen können. menschen sind aus der natur herausgefallen und erfahren das eins sein mit allen dingen des lebens nicht mehr. menschen lieben die natur, aber sie sind nicht mehr teil davon. sie setzen sich für die natur ein, aber wissen nicht wirklich, wofür sie sich einsetzen: für sauberes wasser, saubere luft, für wildbienen oder eisbären? das leben der menschen ist zersplitterung, doch dieses eine empfinden haben sie verloren. es geht um die menschen, doch sie sind nur noch teilaspekte ihrer selbst, sie nehmen sich wahr als individuell losgelöste person, zusammengeschrumpft auf eine vorstellung, ein ego, das die verhältnisse nicht kennt, in denen es lebt. daher kann der mensch fragen: wie viel natur darf sein? wie viele wölfe können wir dulden? solche fragen kann ein wesen, das teil der ganzheit ist nicht stellen.

nicht wir autisten sind es, die sich in details verlieren, es ist die welt der menschen, die diese in einzelteile zerlegen, in begriffe und zahlen, in fakten, wert und nutzen.

so haben sich die menschen eine wundersame welt mitten in der natur erschaffen.

durch die natur lässt sich der mensch inspirieren, seine phantasie ist beinahe grenzenlos und oft wachsen aus der dunkelsten egozentrik die erhabensten werke an musik, architektur, bild-, und schriftkunst. wir menschen mit autismus lassen uns von der natur nicht in dieser phantasievollen weise inspirieren da wir natur sind.

der mensch hat seine einsamkeit und sehnsucht wahrgenommen und leidet am getrenntsein sehr. manche versuchten die natur in reagenzgläsern zu sammeln und in labors zu verstehen. wie groß muss hier die not sein? der mensch ist entwurzelt und findet nicht zurück in die wirkliche welt, die er durch seine selbstsuche verloren hat.

der mensch hat die welt, in der er lebt, gemacht. im wort *machen* liegt die macht. jetzt erkennt er sein irren und möchte wiedergutmachen, um zu verändern. doch das leben ist nicht gemacht, das leben geschieht. der mensch hat seinem leben einen takt auferlegt, laut und metallisch. die natur aber atmet in rhythmen und gezeiten. der mensch glaubt, mit guter technik die emmissionen zu neutralisieren und dann einfach so weiterleben zu können wie bisher. leider erkennt der mensch nicht, dass dies nicht funktionieren wird. es ist das viele das der mensch festhalten möchte, und dieses viele verhindert die heilung. es kann nur gelingen, wenn der mensch lernt, zu verzichten, eine gabe die wir menschen mit autismus von anbeginn unseres lebens lernen müssen; die wahre herausforderung ist nicht der mensch, die wahre herausforderung ist die masse an habenwollenden.

veränderung bedeutet, wieder mit der natur zu atmen, und alles wird sich verändern und wieder in ein gleichgewicht finden.

Niva

Literaturverzeichnis

Bemmann, Hans: *Stein und Flöte*, Goldmann Verlag 1983

Blomberg, Harald: *Autismus ist heilbar*, VAK Verlags GmbH, Kirchzarten bei Freiburg 2015

Buber, Martin: *Das dialogische Prinzip*, Verlag Lambert Schneider GmbH, Heidelberg 1979

Geist, Ulrike: *Mit einem anderen Blick. Zur geistigen Dimension des Autismus*, Info3 Verlag, Frankfurt am Main 2017

GEO Wissen 2006

Glöckler, Michaela (Hrsg.): *Spirituelle Ethik*, Verlag am Goetheanum, Dornach 2002

Grandin, Temple: *Ich sehe die Welt wie ein frohes Tier*, Ullstein Buchverlag GmbH 2005

Hejlskov, Elvén Bo: *Herausforderndes Verhalten vermeiden*, dgvt-Verlag, Tübingen 2017

Isaacson, Rupert: *Der Pferdejunge*, Fischer Verlag, Frankfurt am Main 2009

Karlin, Pascale: *Das fragile Gleichgewicht zwischen Sein und Nichtsein*, Info3 Verlag, Frankfurt am Main 2020

Krishnamurti, Jiddu: *Einbruch in die Freiheit*, Ullstein, Frankfurt am Main 1973

Kuhl, Julius: *Spirituelle Intelligenz*, Verlag Herder, Freiburg im Breisgau 2005

Müller-Wiedemann, Hans: *Autismus verstehen*, edition lionardo 2010

Sheldrake, Rupert: *Der siebte Sinn des Menschen*, Fischer Verlag, Frankfurt am Main 2006

Yutang, Lin: *Die Weisheit des Laotse*, Fischer Verlag, Frankfurt am Main 1955

Dank

Ich danke Tamara, die mich mit ihrer Wesensart zu diesem Buch inspiriert hat, die mich noch mehr zu mir selbst geführt und mir immer gezeigt hat, wann meine Gedanken woanders waren oder meine Innenwelt mit meinen Äußerungen nicht übereinstimmte.

Ein ganz großes Dankeschön gebührt meinen Mentorinnen Nelli Riesen, Erika Schöffmann und meinem Mentor Dieter Schulz, die mich in der Werdung dieses Buches immer ehrlich beraten und unterstützt haben, auch nicht kritikscheu waren und mich zur Selbstreflektion ermuntert haben.

Ein ganz großes Dankeschön gebührt Dr. Walter Dahlhaus für sein stimmiges und sensibles Vorwort.

Großer Dank gebührt allen Menschen, die den Druck dieses Buches finanziell unterstützt haben.

Danke auch allen Menschen, die mich in meinem Umfeld und in der Arbeit unterstützt und gefördert haben.

Und ich danke dem ganzen Team des Info3 Verlags für das „Ja“ zu diesem Buch.

Von derselben Autorin

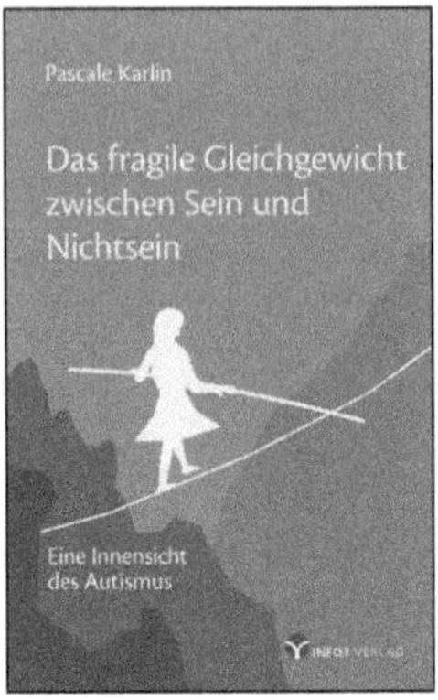

Pascale Karlin
Das fragile Gleichgewicht zwischen Sein und Nichtsein
Eine Innensicht des Autismus
1. Auflage 2020, 112 Seiten, Klappenbroschur
ISBN 978-3-95779-129-0

Pascale Karlin ist ein Glücksfall: Selbst von Autismus betroffen, steht sie als Beraterin gleichsam an der Grenze zweier Welten und gibt mit ihrem selbstreflektierenden Vermögen wertvolle Einblicke in die Erfahrungsweise autistischer Menschen. Die spezielle Verfassung des eigenen Selbst, die besonderen Körperempfindungen, die Art der Wahrnehmungen, eigenartige Verhaltensweisen: Die Autorin gibt einzigartige und für Außenstehende verblüffende Beschreibungen des „Innenzustands" des Autismus, der sonst oft unverständlich, ja befremdlich bleibt.

Dieses Buch bietet ein unschätzbares Werkzeug für alle pädagogisch und therapeutisch Tätigen und nicht zuletzt für alle, denen ein Verständnis unserer besonderen Mitmenschen mit Autismus am Herzen liegt.

Weitere Titel aus dem Info3 Verlag
Eine Auswahl

Christine Laude
Mobbing und Cybermobbing in der Schule
Gewalt erkennen und wirksam beenden
mit dem NO BLAME APPROACH
1. Auflage 2021, 140 Seiten, Klappenbroschur
ISBN 978-3-95779-141-2

***

Erika Schöffmann, Dieter Schulz
Wege zum Anderen
Facetten heilpädagogischer Diagnostik auf
anthroposophischer Grundlage
2. Auflage 2017, 160 Seiten, Broschur
ISBN 978-3-95779-031-6

***

Dieter Schulz
Chirophonetik
Therapie durch Sprache und Berührung
1. Auflage, 144 Seiten, Broschur
ISBN 978-3-95779-046-0

***

Mathias Wais
Ich bin, was ich werden könnte
Entwicklungschancen des Lebenslaufs –
Anregungen für die Biographiearbeit
5. Auflage 2020, 280 Seiten, Klappenbroschur
ISBN 978-3-95779-128-3

Das vollständige Verlagsprogramm unter
www.info3-verlag.de

INFO3 VERLAG

Info3 Verlag
Kirchgartenstr. 1
60439 Frankfurt
Tel. 069-58 46 47
eMail: vertrieb@info3.de
Webshop: www.info3.de